SANDHYA BHAGAT CHAURASIA
VARUN RASTOGI

Análise morfológica exaustiva dos tipos de junção cimento-esmalte

i

SANDHYA BHAGAT CHAURASIA
VARUN RASTOGI

Análise morfológica exaustiva dos tipos de junção cimento-esmalte i

Junção Cemento-esmalte: Perspectivas Morfológicas em Dentes Anteriores

ScienciaScripts

Imprint

Cover image: www.ingimage.com

This book is a translation from the original published under ISBN 978-620-8-06587-4.

Publisher:
Sciencia Scripts
is a trademark of
Dodo Books Indian Ocean Ltd. and OmniScriptum S.R.L publishing group

120 High Road, East Finchley, London, N2 9ED, United Kingdom
Str. Armeneasca 28/1, office 1, Chisinau MD-2012, Republic of Moldova, Europe
Managing Directors: Ieva Konstantinova, Victoria Ursu
info@omniscriptum.com

Printed at: see last page
ISBN: 978-620-8-58822-9

RECONHECIMENTO

"A gratidão é a flor mais bela que brota da alma" - Henry Ward Beecher

Tenho uma dívida de gratidão para com o meu estimado professor e guia, **Professor Dr. Varun Rastogi**, Chefe de Departamento, Departamento de Patologia Oral e Maxilofacial, Faculdade de Cirurgia Dentária da UCMS, Bhairahawa, pelo seu precioso apoio, orientação, gentileza, cuidado meticuloso, encorajamento, críticas valiosas e sugestões construtivas sempre que precisei. Os seus conselhos oportunos, o seu exame meticuloso, os seus conselhos académicos e a sua abordagem científica ajudaram-me muito a realizar esta tarefa.

Gostaria de expressar o meu profundo agradecimento ao **Professor Associado Dr. Nishant** pelo seu precioso apoio e orientação constantes ao longo de todo o processo.

É com profundo sentimento de apreço que agradeço ao **Sr. Pradeep Chettri, do** Departamento de Medicina Comunitária da UCMS, por me ter ajudado com a análise estatística, que é parte integrante do estudo.

Os meus sinceros agradecimentos a todas as faculdades, residentes e pessoal do Departamento de Cirurgia Oral e Maxilofacial da UCMS pela sua ajuda.

Os meus sinceros agradecimentos à **Dra. Dilasha Dhungel e** à **Dra. Priyambada Karna** pela sua generosidade de tempo, apoio e ideias.

Estou sempre em dívida para com o sacrifício dos meus pais, **Sr. Janaki Sharan Bhagat** e **Sra. Shail Devi Bhagat**, pelo seu apoio contínuo, motivação e encorajamento para os meus estudos; do meu irmão **Dr. Roshan Bhagat Chaurasia**, **Er. Gulshan Bhagat Chaurasia**, a minha cunhada **Dra. Goma Dhami** e a minha sobrinha **Ashrita Bhagat** pelas suas inestimáveis ofertas ao longo dos anos.

Gostaria de estender os meus sinceros agradecimentos a todas as pessoas que, direta ou indiretamente, me ajudaram a concluir este trabalho.

Por último, gostaria de agradecer ao **Senhor Deus Todo-Poderoso**, pois sem a sua graça nada teria sido possível.

DEDICADO

TO

OS MEUS AVÓS

ÍNDICE

INTRODUÇÃO

Os tecidos duros dos dentes são constituídos por esmalte, dentina e cemento. O esmalte, uma substância altamente mineralizada e não celular, envolve a coroa do dente. A dentina compreende a maior parte da estrutura do dente e é recoberta por cemento na porção radicular, onde serve de âncora para as fibras do ligamento periodontal. [1] O cemento é mais fino onde se encontra com o esmalte e torna-se progressivamente mais espesso em direção ao ápice do dente. [2]

O ponto onde o cemento e o esmalte se encontram é conhecido como a junção cemento-esmalte (JCE). A junção cemento-esmalte (JCE), também referida como junção cérvico-esmalte, é o ponto onde o esmalte, que cobre a parte superior de um dente chamada coroa, encontra o cemento, que cobre a parte inferior do dente conhecida como dentina da raiz. A relação entre o esmalte e o cemento na JCE é essencial para manter a integridade da estrutura dentária e apoiar a função do dente na mastigação e mordida. Qualquer perturbação ou dano a esta junção pode levar a problemas dentários, tais como sensibilidade dentária ou problemas periodontais. Os dentistas examinam frequentemente a JCE quando avaliam a saúde dentária de um doente. [3]

Variações na disposição do cemento e do esmalte na junção cemento-esmalte (JCE) são uma ocorrência comum. Esta relação pode diferir não só entre indivíduos, mas também entre os dentes de uma mesma pessoa. [4]

No decorrer do desenvolvimento do dente, a deposição de esmalte na região cervical não cessa uniformemente em toda a circunferência. À medida que a deposição do esmalte se completa numa área específica da região cervical, a bainha epitelial radicular de Hertwig (HERS) começa a formar-se a partir do órgão do esmalte. A HERS é composta por duas camadas: o epitélio externo do esmalte e o epitélio interno do esmalte. Devido à influência da bainha epitelial radicular de Hertwig (HERS), os odontoblastos sofrem diferenciação e iniciam a secreção da primeira camada de dentina. Posteriormente, a HERS se rompe em diferentes locais e momentos, o que leva ao início irregular da formação de cemento ao redor da circunferência do dente. Como resultado, a interação entre o cemento e o esmalte resulta num contorno irregular. Consequentemente, a morfologia da junção cemento-esmalte (CEJ) na região cervical do dente varia. [5]

Em 1899, Choquet descreveu quatro tipos de inter-relação tecidular entre o esmalte e o cemento: [6] 1) Cemento sobre o esmalte 2) Esmalte sobre o cemento 3) Borda a borda/ Encontro/ Afiado/ Tipo de ponta/ Borda de faca 4) Presença de lacuna entre o esmalte e o cemento.

Essa classificação vem sendo estudada há vários anos, utilizando diferentes métodos, como o microscópio de luz [5] ou a microscopia eletrônica de varredura. [7] Existem muitos estudos sobre a junção cemento-esmalte e os resultados são contraditórios aos encontrados por Choquet. [6] Alguns autores não encontraram esmalte sobre cemento.[8] Do ponto de vista embriológico, a odontogénese não explica a JCE do tipo esmalte sobre cemento, uma vez que a cementogénese só se inicia após a conclusão da formação do esmalte. [9] Segundo Barrancos & Barrancos, este padrão deve-se à existência de uma bainha epitelial radicular de Hertwig hiperactiva com substrato intermédio persistente. [6]

De acordo com Orbán, as frequências de ocorrência de vários tipos de junções cemento-esmalte (JCE) são relatadas da seguinte forma: [2] O cemento sobrepõe-se ao esmalte 60%, borda a borda 30%, lacuna 10%. O esmalte que se sobrepõe ao cemento foi observado em 1,6% dos dentes sob um microscópio ótico. [9]

A junção do cemento sobreposto ao esmalte ocorre quando o epitélio do esmalte degenera na região cervical do dente, permitindo que os cementoblastos do tecido conjuntivo entrem em contacto direto com o esmalte. Nestes casos, os cementoblastos produzem um tipo de cemento que é desprovido de fibras de colagénio, com um aspeto denso e laminado, conhecido como cemento afibrilar. A junção borda a borda (tipo Meet ou Butt ou Knife edge) é caracterizada pela aproximação de ponta a ponta da JCE. A junção de intervalo surge quando a separação ou desintegração da bainha epitelial da raiz da dentina é atrasada. Consequentemente, a deposição de cemento não ocorre numa área específica da região cervical do dente, levando à exposição da dentina. [9]

Foram realizados vários estudos ao microscópio de luz sobre os diferentes tipos de junções cemento-esmalte com base no tipo de dente e diferenças de género, [8] género e arcadas [10] ,em dentes posteriores, [11] e ao microscópio eletrónico de varrimento em dentes decíduos [12] . Os seus resultados indicam que existe diversidade morfológica no padrão anatómico da JCE, com base no tipo de dente e nas arcadas.

Os estudos mostram que o tipo de junção cementária de borda a borda é o mais predominante, seguido pela junção em fenda e pelo cemento sobreposto ao esmalte. O esmalte sobreposto ao cemento foi observado em poucos estudos. No entanto, considerando-a como uma ilusão de ótica devido ao ângulo dos cortes realizados, muitos autores descartaram sua existência. [6, 13]

As alterações na morfologia da junção cemento-esmalte (JCE) podem ocorrer devido a vários factores, englobando tanto factores físicos como a escovagem agressiva dos dentes e a utilização de instrumentos dentários como curetas e pinças, como factores químicos como os produtos de branqueamento dentário, [6] e o consumo de bebidas ácidas como a Coca-Cola, sumo de laranja, Cedevita e vinho branco. [14]

Por isso, deve-se ter o cuidado de preservar a área cervical do dente e evitar a exposição da dentina. É crucial ter cuidado ao realizar procedimentos dentários em torno da área do colo do dente, porque estes procedimentos têm o potencial de alterar a morfologia da junção cemento-esmalte (JCE) e podem levar à hipersensibilidade do dente e a complicações patológicas.[3] A localização clínica da JCE é um local anatómico importante para medir a profundidade da bolsa de sondagem (PPD) e o nível de inserção clínica (CAL). [9] É uma área de interesse devido ao aumento da ocorrência de cáries na região cervical dos dentes e está também associada à abfracção e abrasão. A junção de gaps pode tornar o dente mais suscetível à penetração de agentes branqueadores nos túbulos dentinários, induzindo inflamação que leva ao processo de reabsorção radicular e aumentando a sensibilidade da dentina. [6]

A avaliação da frequência dos diferentes tipos de junções cemento-esmalte (JCE) é um aspeto importante da medicina dentária. Estudos de investigação anteriores sobre as variações morfológicas das JCE produziram conclusões específicas, mas tiveram limitações em determinadas áreas. Este estudo em particular tem como objetivo melhorar a análise das JCE, minimizando o viés da amostra e determinando com precisão a frequência dos tipos de JCE que têm significado clínico.

OBJECTIVOS E METAS

Os objectivos do estudo foram:

Geral:

1. Identificar o padrão mais comum da junção cimento-esmalte em dentes anteriores permanentes.

Específico:

1. Comparar os diferentes tipos de junção cimento-esmalte nas regiões anteriores das arcadas dentárias maxilar e mandibular.
2. Descobrir o padrão mais comum da junção cemento-esmalte nos Incisivos Centrais, Incisivos Laterais e Caninos nos dentes permanentes maxilares e mandibulares.

REVISÃO DA LITERATURA

Schroeder HE e Scherle WF (1988) [15] realizaram um estudo em 30 dentes extraídos, examinando a junção cemento-esmalte utilizando microscopia de luz e eletrónica de varrimento. Foram observados três tipos de inter-relações de tecidos duros: borda a borda, cemento sobreposto ao esmalte e dentina exposta. O seu estudo demonstrou que o tipo de relações pode variar quando se examinam secções de dentes esculpidas a partir de diferentes aspectos de cada dente. Além disso, devido à formação de cemento com o tempo, a relação entre o cemento e o esmalte pode mudar de dentina exposta para borda a borda e para cemento sobreposto ao esmalte. Isto ocorre até que a junção cemento-esmalte seja coberta por gengiva saudável e pára quando fica exposta ao ambiente oral.

Grossman e Hargreaves (1991) [16] efectuaram um estudo em 18 dentes permanentes obtidos de um homem de 24 anos. Selecionaram especificamente dentes com um envolvimento periodontal mínimo para o seu estudo. Os dentes foram preservados numa solução de formaldeído a 10% e subsequentemente seccionados com um disco de diamante, removendo a coroa e a raiz de cada lado da junção cemento-esmalte. A seguir, toda a circunferência dos dentes foi examinada num microscópio eletrónico de varrimento. A maioria dos espécimes mostrou a relação entre o cemento e o esmalte na junção cemento-esmalte, com o cemento direta ou indiretamente ligado ao esmalte subjacente. Alguns espécimes mostraram contacto de borda a borda entre o cemento e o esmalte e apenas 5 dentes mostraram exposição da dentina. Verificaram que a distribuição dos três tecidos duros na junção cemento-esmalte é irregular, bem como imprevisível num único dente e entre os dentes contralaterais.

Rotstein I, Torek Y, e Misgav R. (1991) [17] realizaram um estudo em pré-molares extraídos. Os dentes foram submetidos a tratamento endodôntico, seguido de branqueamento com peróxido de hidrogénio a 30%. Todos os dentes foram agrupados em três categorias: o primeiro grupo continha dentes sem defeitos de cemento na junção cemento-esmalte, o segundo grupo incluía os dentes com defeitos de cemento artificial na junção cemento-esmalte e o terceiro grupo continha dentes com defeitos de cemento artificial no terço médio da raiz. A penetração radicular do peróxido de hidrogénio foi avaliada em todos os dentes. Observou-se que a penetração do peróxido de hidrogénio foi significativamente maior nos dentes com defeitos de cemento na junção cemento-esmalte. A penetração dos agentes clareadores através dos túbulos dentinários abertos pode resultar em reabsorção radicular devido à indução de inflamação. Relatos sugerem que, em dentes saudáveis, a área cervical pode ser desprovida de cemento ou a perda de cemento pode até estar associada a patologia. Supõe-se que, nesses casos, ocorra maior extravasamento de agentes clareadores.

Bevenius J., Lindskog S., & Hultenby K. (1993) [18] obtiveram 50 dentes pré-molares extraídos. Removeram cuidadosamente a maior parte da coroa e da raiz utilizando um disco de diamante sob irrigação contínua de água, deixando apenas a junção cemento-esmalte intacta, juntamente com algum esmalte adjacente da coroa e o cemento da raiz. Antes de efetuar as impressões, cada espécime foi armazenado individualmente em álcool a 70% durante 1 semana. Os espécimes foram apoiados numa pequena saliência de material de impressão de elastómero de corpo pesado, seguido de material de impressão de elastómero de corpo leve na superfície. Finalmente, foi sobreposta uma banda de cobre contendo material de corpo pesado. O espécime foi novamente montado e foram efectuadas novas impressões. Procedeu-se ao fabrico de réplicas com resina epóxida e prepararam-se matrizes. As matrizes de epóxi foram examinadas ao microscópio ótico para detetar eventuais defeitos. As circunferências inteiras foram depois examinadas ao microscópio eletrónico de varrimento para avaliar a morfologia da junção cemento-esmalte. A relação mais prevalente observada foi a de borda a borda entre o esmalte e o cemento, enquanto a sobreposição do cemento ao esmalte foi menos comum. A exposição da dentina devido a um "gap" entre o esmalte e o cemento na região cervical dos dentes, como observado em estudos anteriores, pode não ser uma caraterística do desenvolvimento, mas sim um resultado de limitações metodológicas.

Gilb EA (1996) [19] investigou as relações entre os tecidos mineralizados na junção cemento-esmalte tanto no incisivo central maxilar como no canino mandibular. Prepararam secções de dentes obtidos de uma população moderna e de três populações de descendência histórica (afro-americana, europeia e nativa americana) que foram recolhidas de enterros de cemitérios. As junções cemento-esmalte das secções finas foram analisadas ao microscópio de luz com uma ampliação de 125x. Os seus resultados mostraram uma forte relação entre a junção cemento-esmalte e a afinidade racial. Foram observadas variações entre a dentição permanente e a decídua. Na dentição permanente, a prevalência da junção cemento-esmalte do tipo gap e da relação borda a borda foi maior. Por outro lado, na dentição decídua, a sobreposição do cemento sobre o esmalte foi mais frequente. Foram observadas diferenças de género , com uma maior predominância da junção tipo gap no sexo feminino e do cemento sobreposto ao esmalte no sexo masculino.

Neuvald L e Consolaro A (2000) [7] estudaram a secção de desgaste de 198 dentes permanentes extraídos, utilizando microscopia ótica e eletrónica de varrimento. O estudo revelou três tipos de inter-relações teciduais: esmalte sobreposto por cemento, borda a borda e lacuna. Foram mencionadas hipóteses para a irregularidade na região cervical dos dentes. Uma das hipóteses sugere o fenómeno do tempo de apoptose celular durante a embriogénese dentária, afirmando que um atraso na desintegração das células epiteliais da bainha radicular de Hertwig durante a formação inicial da raiz resulta na falta de deposição de cemento ao longo da superfície dentinária, o que resulta na junção de lacunas. Outra hipótese sugere que, durante a mineralização, há uma indução de tecido heterogéneo que resulta em irregularidade. Existe também uma diversidade morfológica demonstrada pela junção cemento-esmalte nas diferentes superfícies do mesmo dente, bem como com base no tipo de dente. Por esse motivo, seria mais apropriado chamá-la de junção dentina-cemento esmalte

Singh A, Gorea R, Singla U (2006) [20] preparou secções retificadas de 100 dentes utilizando o método de retificação manual. A trituração dos dentes foi efectuada primeiro com uma pedra de torno montada no motor até se obter uma espessura de 4 - 5 mm, seguida de trituração com uma pedra utilizada pelos mecânicos para afiar as suas ferramentas (primeiro no lado mais grosseiro e depois na superfície finamente rugosa), até se obter uma espessura de 0,25 mm. As secções dos dentes foram montadas numa lâmina utilizando DPX e visualizadas ao microscópio. Concluíram que a pedra áspera utilizada para afiar as ferramentas é uma alternativa boa e barata para fazer secções esmeriladas de dentes extraídos. Existem vários métodos para preparar secções retificadas finas, tais como a utilização de ultramicrótomos com lâminas de corte de diamante, a retificação dos dentes de ambos os lados igualmente utilizando brocas e o método de retificação manual. Embora seja fastidioso e prejudicial para os dedos, o método de retificação manual não pode ser substituído por nenhum outro método.

Ceppi E, Dall'Oca S, Rimondini L, Pilloni A, Polimeni A (2006) [12] realizaram um estudo sobre a junção cemento-esmalte em incisivos decíduos utilizando microscopia eletrónica de varrimento. Eles observaram que a inter-relação borda a borda foi a mais frequente, sendo a junção gap uma observação rara.

Esberard R et al. (2007) [21] observou que as imperfeições na junção cemento-esmalte podem levar à exposição da dentina aos tecidos periodontais. Nestas condições, os iões dos agentes branqueadores da câmara pulpar podem penetrar facilmente no tecido e também em grande quantidade, levando ao início da inflamação na região cervical. O sistema imunitário não reconhece as células da região cervical do dente como suas e, por isso, inicia uma resposta específica para eliminar estes antigénios, em que o macrófago actua como o principal executor. Além disso, como a junção cemento-esmalte tem uma anatomia irregular, o início do processo de reabsorção requer a presença de citocinas que actuam como promotoras de células clásticas que levam à reabsorção cervical externa.

Francischone LA, Consolaro A (2008) [22] examinaram a estrutura da junção cemento-esmalte em 105 dentes decíduos humanos extraídos, utilizando microscopia eletrónica de varrimento. Foram observados três tipos de relação entre o cemento e o esmalte: Cimento sobrepondo-se ao esmalte, relação borda a borda do esmalte e presença de espaço entre o esmalte e o cemento com exposição da dentina. A partir do seu estudo, concluíram que a irregularidade e fragilidade da junção cemento-esmalte torna esta região fraca. Por conseguinte, deve ser cuidadosamente manuseada e protegida durante a aplicação de grampos, materiais de restauração e utilização de produtos químicos como os agentes branqueadores.

Arambawatta K, Peiris R, e Nanayakkara D (2009) [5] prepararam secções esmeriladas de 67 dentes pré-molares utilizando a técnica de meio dente, cortando no plano vestibulolingual. As secções dos dentes foram trituradas até se obter uma espessura de aproximadamente 70µm. A região cervical foi analisada com um microscópio de luz transmitida Olympus com aumento de 10x. O estudo mostrou que o tipo mais comum de junção cemento-esmalte é a junção borda a borda (55,1%), seguida pela junção em fenda (30,7%), depois o cemento sobrepõe-se ao esmalte (12,6%) e o esmalte sobre o cemento é raro (1,6%). Além disso, não foram observadas diferenças estatisticamente significativas com base no género, ou entre dentes maxilares e mandibulares ou superfícies vestibulares e linguais.

Pini-Prato G, Franceschi D, Cairo F, Nieri M, Rotundo R (2010) [23] enfatizou que a junção cemento-esmalte serve como um ponto de referência crucial para diagnosticar e tratar defeitos na região cervical dos dentes. No entanto, a identificação da junção cemento-esmalte pode ser um desafio em certos casos, devido à abrasão resultante do trauma da escovagem dos dentes e da cárie cervical. Além disso, se não houver uma junção cemento-esmalte, a análise correta do resultado clínico do procedimento de recobrimento radicular torna-se difícil no final do tratamento.

Gasic J et al. (2012) [24] realizaram um estudo para avaliar 35 dentes extraídos quanto a alterações nas caraterísticas morfológicas da junção cemento-esmalte após a aplicação de agentes branqueadores. Os agentes branqueadores utilizados foram o peróxido de hidrogénio a 35%, o peróxido de carbamida a 10%, o peróxido de carbamida a 10% com 2% de flúor gel e o peróxido de carbamida a 10% com fluoretação tópica adicional com 2% de fluoreto de sódio gel. Os resultados indicaram alterações na morfologia das junções cemento-esmalte nos dentes que não receberam tratamento com flúor.

Roa I, Sol M e Cuevas J (2013) [6] realizaram o estudo numa amostra da população chilena. Sessenta e oito dentes permanentes extraídos foram preservados, sendo cada dente armazenado em um frasco individual contendo soro fisiológico. Os dentes foram armazenados em tinta nanquim preta por 3 horas para colorir os tecidos e depois lavados com água. Os dentes foram então cortados longitudinalmente para a obtenção de duas amostras. A relação entre o cemento e o esmalte foi observada utilizando um estereomicroscópio. 51,9% das amostras apresentaram junção cemento-esmalte do tipo borda a borda. Além disso, não foi observada associação estatisticamente significativa entre a superfície dentária e a classe específica de Choquet. Mas a existência de associação entre o tipo de dente e a classe específica de Choquet foi revelada, mostrando a associação dos incisivos com a classe 1 de Choquet (cemento cobrindo o esmalte) e dos primeiros pré-molares com a classe 3 de Choquet (borda a borda).

Astekar M, Kaur P, Dhakar N, Singh J (2014) [8] examinou a região cervical de 80 dentes permanentes extraídos através da preparação de secções de solo no plano mesio-distal. A relação borda a borda do cemento e do esmalte foi considerada a mais frequente, seguida da junção de lacunas e depois do cemento sobreposto ao esmalte. No entanto, a sobreposição do esmalte ao cemento não foi observada em nenhum local. O seu estudo não mostrou diferenças estatisticamente significativas em relação ao género e aos aspectos do dente, mas foi significativo em relação à posição do dente.

Hansel e Duarte Irala (2014) [25] afirmaram que a dentina na junção cemento-esmalte é protegida pela matriz extracelular e pelo cemento intermediário dentro do microambiente, juntamente com os tecidos moles gengivais circundantes e o epitélio juncional. A agressão através da gengiva e da dentina exposta desencadeia o processo inflamatório que desorganiza a região da junção cemento-esmalte. A reabsorção externa na região cervical é atribuída à remoção de proteínas incorporadas na dentina durante a odontogénese e é mediada pelo sistema imunitário. Este facto sublinha a vulnerabilidade da junção cemento-esmalte nos dentes.

Vandana KL e Haneet RK (2014) [9] delinearam os vários padrões observados na junção cemento-esmalte na região cervical dos dentes. Padrão I: o cemento sobrepõe-se ao esmalte, o que é observado em 60% de todos os dentes. Forma-se quando o epitélio do esmalte degenera, permitindo assim que o tecido conjuntivo, constituído por cementoblastos, entre em contacto direto com o esmalte. Padrão II: Extremidade a extremidade, observada em 30% dos dentes, onde o cemento e o esmalte se encontram na junta de topo. Padrão III: Caracteriza-se pela ausência de contacto entre o esmalte e o cemento, que se observa em 10% dos dentes. Este padrão ocorre quando o epitélio do esmalte na região cervical da raiz demora a separar-se da dentina. Padrão IV: o esmalte se sobrepõe ao cemento, observado em 1,6% dos dentes. Também mencionaram que há escassez de espaço entre o cemento e o esmalte na dentição decídua, o que pode ser um dos factores de proteção contra a cárie dos dentes decíduos.

Bhusari P et al. (2014) [26] enfatizaram a importância da junção cemento-esmalte como um ponto de referência crítico para o diagnóstico e tratamento de defeitos na região cervical dos dentes. No entanto, observaram que pode nem sempre ser identificável devido à abrasão dentária causada por técnicas inadequadas de escovagem dos dentes.

Hassan R e Mohamed D (2015) [27] utilizaram 55 dentes extraídos da população egípcia para o seu estudo. Os dentes foram armazenados em água destilada à temperatura ambiente. A integridade da junção cemento-esmalte foi primeiramente verificada por estereomicroscópio, seguida de exame com microscopia eletrónica de varrimento e microscopia ótica. O exame estereomicroscópico revelou as imagens preliminares úteis para a identificação dos tipos de junção cemento-esmalte.

O exame de microscopia eletrónica de varrimento mostrou 4 tipos de JCE. Tipo 1 (o cemento passa por cima da superfície do esmalte), Tipo 2 (borda a borda), Tipo 3 (junção de fenda demonstrando túbulos dentinários expostos) e Tipo 4 (cemento cervical sobreposto por uma banda de esmalte de largura quase uniforme).

O resultado do exame de microscopia ótica revelou que a frequência mais elevada é a da junção do tipo borda a borda, contradizendo as frequências tradicionais. Embora a análise da secção de solo por microscopia ótica esteja limitada a apenas dois pontos focais, os resultados da frequência dos tipos de junção cemento-esmalte obtidos estão de acordo com a frequência em que foi utilizado o microscópio eletrónico de varrimento.

Stošić N, Dačić S, Simonović DD (2015) [3] realizaram um estudo em 30 dentes permanentes extraídos, em que a região da junção cemento-esmalte dos dentes foi corada com azul de metileno. Secções longitudinais dos dentes foram preparadas e observadas sob microscópio de luz. O padrão mais frequente observado na junção cemento-esmalte foi determinado como sendo de borda a borda. Concluiu-se que o esmalte sobreposto ao cemento representa o tipo mais favorável de junção cemento-esmalte, uma vez que sofre os efeitos menos prejudiciais das actividades ácidas e enzimáticas associadas ao biofilme gengival.

Raju GS et al. (2016) [28] efectuaram um estudo em cento e trinta terceiros molares inferiores obtidos de pacientes com idades compreendidas entre os 17 e os 55 anos. Após a extração, os dentes foram prontamente fixados em solução de formalina a 10%. Em seguida, foram examinados sob estereomicroscópio, a fim de escolher os dentes apropriados para o estudo da junção cemento-esmalte. Foram selecionados um total de 100 dentes (50 impactados e 50 erupcionados). Foram preparadas secções longitudinais através de um corte vestibulolingual utilizando um torno montado e uma pedra Arkansas para obter uma espessura de 8-12 μm. As secções foram depois examinadas num microscópio de luz, utilizando a ocular micrométrica, para medir a sobreposição ou migração coronal do cemento na junção cemento-esmalte. A migração coronal do cemento foi medida a partir da borda do cemento até a borda do esmalte na região cervical dos dentes. Os resultados revelaram que, nos dentes impactados, houve uma correlação estatisticamente significativa entre a migração coronal do cemento na junção cemento-esmalte e a idade. Entretanto, nos dentes irrompidos, essa correlação não foi estatisticamente significativa.

Vangala MR, Rudraraju A, Subramanyam RV (2016) [29] mencionaram que, para a montagem das secções de dentes triturados, os meios normalmente utilizados incluem DPX (ftalato de di-n-butilo em xileno) e bálsamo do Canadá. Observaram que o bálsamo do Canadá tem a desvantagem de demorar muito tempo a endurecer e de formar uma mancha amarelada à volta das secções do esqueleto, o que pode dificultar a fotografia.

Shah AA et al. (2017) [30] observaram que o xileno é normalmente utilizado como agente de limpeza no processamento de tecidos. Observaram que preserva a morfologia do tecido de forma eficaz e mantém a qualidade de coloração desejada sem alterar a estrutura do tecido.

Alwahaibi N, Aljaradi S e Alazri H (2018) [31] salientaram a importância do xileno como agente de limpeza de tecidos. Salientaram que o xileno é o agente de limpeza mais utilizado a nível mundial. O seu principal objetivo é eliminar os agentes desidratantes dos tecidos, preparando assim o tecido para a impregnação por agentes de incorporação.

Yadav S, Wakode R, Kumar S, Jadhav A (2019) [32] investigou a adequação da cola de cianoacrilato como meio de montagem para secções de dentes triturados. O estudo concluiu que a cola de cianoacrilato é superior ao bálsamo do Canadá para estudar várias caraterísticas dentárias, incluindo as estrias de Retzius, os túbulos dentinários, a dentina interglobular e os filamentos de Sharpey, à semelhança dos resultados obtidos com o DPX.

Arunachalam P et al (2019) [33] obteve trinta dentes decíduos e permanentes recém-extraídos, que foram seccionados longitudinalmente no aspeto bucolingual. Estas secções foram depois esfregadas contra uma pedra do Arkansas até se obter uma espessura de 50 µm. Os espécimes foram subsequentemente montados e examinados num microscópio de luz polarizada para observar variações no padrão das junções cemento-esmalte. O seu estudo mostrou que o tipo de junção cemento-esmalte de borda a borda (60%) era o mais prevalente na dentição decídua, seguido pelo cemento que se sobrepunha ao esmalte (26%) e depois pela junção em fenda em 14%. Na dentição permanente, verificou-se uma elevada frequência de sobreposição do cemento ao esmalte (60%), seguida da junção borda a borda (30%) e depois da junção em fenda (10%). O microscópio de luz polarizada melhora a qualidade da imagem ao aumentar o contraste e é melhor quando comparado com outras técnicas. Relativamente ao significado da junção cemento-esmalte, mencionaram que esta junção influencia a distribuição do stress na estrutura de suporte dos dentes, que é o ligamento periodontal e o osso alveolar como almofada de amortecimento. Nos dentes decíduos, o crescimento dos maxilares provoca a alteração da posição original dos dentes, expondo a junção cemento-esmalte à cavidade oral. Por conseguinte, é essencial um cuidado extremo durante a realização de procedimentos de restauração, bem como na prevenção do desenvolvimento de cáries dentárias. A sua conclusão salientou que a elevada frequência do tipo de junção cemento-esmalte borda a borda sugere uma barreira protetora natural fornecida tanto pelo esmalte como pelo cemento na região cervical do dente.

Thakur K, Bhat N, Bharadwaj N, Bansal S (2019) [34] efectuou uma análise dos vários tipos de junção cemento-esmalte em dentes extraídos da população de Himachal Pradesh, na Índia. As secções longitudinais foram preparadas por corte na direção labio-lingual utilizando um micrótomo de tecidos duros. As secções de desgaste (aproximadamente 70 µm de espessura) foram observadas com um microscópio de luz transmitida Olympus. A junção aguda (borda a borda) foi o tipo mais predominante (57,5%), seguida pela junção em fenda (27,5%) e pelo tipo de esmalte sobreposto ao cemento (15%). Não foi encontrado esmalte sobreposto ao cemento em nenhuma das amostras. Concluíram que o estudo da morfologia da junção cemento-esmalte é importante para evitar complicações como a progressão da cárie dentária e a hipersensibilidade dentinária na região cervical dos dentes.

Ansari AS, Sheikh AT, Ahmed I, Abbas Zaidi SJ (2019) [11] efectuou um estudo numa amostra representativa da população paquistanesa. A dimensão da amostra, determinada para um intervalo de confiança de 95% utilizando o software Open Epi, foi de 75. As secções longitudinais de 75 dentes extraídos foram meticulosamente preparadas por trituração manual com uma pedra de carborundum até atingir uma espessura de 0,25 mm. Estas secções foram depois montadas em lâminas de vidro utilizando o meio de montagem DPX e foram depois examinadas ao microscópio de luz com uma ampliação de 10x. 57,3% das secções mostraram o cemento sobreposto à junção do esmalte, 32% mostraram uma junção de borda a borda, 9,3% mostraram uma junção de lacuna e 1,3% das amostras mostraram o esmalte sobreposto ao cemento. Não foi encontrada qualquer correlação significativa entre os vários tipos de junção cemento-esmalte e o género, tipo de dente e arcadas. Existe uma disparidade nos dados disponíveis relativamente à morfologia da junção cemento-esmalte. Por conseguinte, é essencial explorar as relações entre o tecido duro dentário na região cervical do dente em relação aos diferentes tipos de dentes, arcada, género e etnia.

Cheng ZL et al. (2019) [35] discutiram os métodos convencionais para estudar a histologia do tecido duro do dente, que normalmente envolvem descalcificação ou trituração do tecido em secções finas. O método amplamente utilizado para estudar o esmalte dentário, a dentina e o cemento é a preparação de secções finas, quer através de trituração manual, quer utilizando um micrótomo de tecidos duros. Por ser dispendioso, é impossível para todos os estudantes de medicina dentária preparar secções finas com um micrótomo de tecidos duros. Neste estudo, avaliou-se a qualidade das secções de dentes preparadas com uma nova máquina de corte. Não foram observadas diferenças estatisticamente significativas entre os métodos da nova máquina de corte e os métodos tradicionais.

Saify F, Tiwari N (2020) [36] salientaram na sua revisão que a montagem de espécimes serve como medida de proteção, protegendo a película celular de potenciais danos, evitando a secagem ao ar e preservando a integridade das manchas. É essencial que o índice de refração (IR) do vidro, do material celular, da lamela e do meio de montagem coincidam, de modo a obter uma visualização adequada das amostras. O meio de montagem de rotina mais utilizado é o Di-n-butil ftalato em xileno (DPX). Tem a vantagem de o excesso de fixador poder ser limpo das lâminas, retirando-o dos bordos da lamela. Para estudar secções trituradas de dentes, o meio de montagem normalmente utilizado é o Di-n-butil ftalato em xileno (DPX).

Bishen K et al. (2020) [37] efectuaram um estudo sobre as secções de solo de 120 dentes permanentes. Após a extração, os dentes foram prontamente preservados em formalina a 10%. Utilizando uma máquina de torno, os dentes foram reduzidos na direção mesiodistal até atingirem uma espessura de 1-2 mm. Uma redução adicional para 25-35 microns foi conseguida através da moagem numa pedra Arkansas. As secções dos dentes foram limpas com xileno, montadas em lâminas de vidro e estudadas ao microscópio de luz. O resultado do seu estudo mostrou que, nos dentes anteriores, o padrão mais comum foi o tipo borda a borda (55%), seguido pela junção de lacunas (36,66%) e depois o cemento sobreposto ao esmalte (8,33%). O esmalte sobreposto ao cemento não foi observado no estudo.

Nos dentes posteriores, a frequência de ocorrência também foi da mesma ordem, ou seja, 58,33% das amostras apresentavam borda a borda, 33,33% apresentavam junção em fenda e 3,33% apresentavam cemento sobreposto ao esmalte. Nos dentes anteriores e posteriores, tanto do sexo masculino como do sexo feminino, verificou-se que o tipo de junção cemento-esmalte mais predominante é a junção borda a borda, seguida da junção em fenda e depois do cemento sobreposto ao esmalte.

Doddawad V, Shivananda S, Sunita S (2020) [38] efectuou um estudo sobre a junção cemento-esmalte de 100 dentes permanentes e 100 dentes decíduos. Os critérios de seleção incluíram dentes com um bordo de cemento-esmalte intacto. Cada dente foi seccionado labiolingualmente com um disco de diamante. A secção de desgaste foi preparada utilizando pedra Arkansas com pó de pedra-pomes. Por fim, as secções foram limpas com xileno e montadas com DPX. A JCE foi examinada num microscópio de campo claro a 40x. Nos dentes anteriores, o padrão mais comum foi o de borda a borda (42%), seguido pela sobreposição do esmalte ao cemento (32%), depois pela junção de fendas (12%) e 2% da amostra mostrou esmalte sobreposto ao cemento. Este estudo mostrou que a ocorrência da junção cementária borda a borda é o tipo mais predominante, independentemente do sexo e da dentição. Se a região da JCE for negligenciada pelos dentistas, há um aumento na ocorrência de sensibilidade nos dentes, bem como de processos patológicos.

Metwally S, Stachewicz U. (2020) [4] efectuou um estudo utilizando 18 dentes permanentes humanos, especificamente pré-molares e molares extraídos por razões ortodônticas e sem doenças. Foram analisados três tipos de junções anatómicas entre o cemento e o esmalte utilizando o microscópio de luz e o microscópio eletrónico de varrimento. O mais comum foi o cemento coronal, onde o cemento se sobrepõe ao esmalte por uma curta distância. A segunda mais comum foi a junção do pilar, onde o cemento e o esmalte se encontram na junta de topo, seguida de um espaço entre o cemento e o esmalte que expõe a dentina. Existem desvantagens relacionadas tanto com o microscópio de luz como com o microscópio eletrónico de varrimento. No microscópio de luz, a ampliação e a resolução são limitadas. Assim, não é possível efetuar uma avaliação detalhada de todo o contorno da morfologia das junções cemento-esmalte. Além disso, o seccionamento à terra pode danificar a amostra na superfície, o que leva a uma interpretação incorrecta. No microscópio eletrónico de varrimento, a preparação da amostra, a desidratação e a esterilização podem afetar as observações. Tendo em conta estes efeitos, a combinação de mais do que uma técnica de microscopia minimiza a imprecisão das interpretações.

Koju S et al. (2021) [10] realizaram um estudo envolvendo 60 dentes permanentes de uma amostra da população nepalesa. Foram preparadas secções longitudinais trituradas destes dentes, cortando-os vestibularmente e, em seguida, triturando-os manualmente para obter uma espessura consistente de 250 μm. A confirmação da espessura de uma secção fina de dentes foi feita utilizando um paquímetro digital. A inter-relação morfológica entre o cemento e o esmalte foi estudada num microscópio de luz composto com uma ampliação de 40x. O seu estudo mostrou que o tipo de junção cemento-esmalte de borda a borda é o padrão mais comum, com o valor obtido de 41,66%, seguido pelo cemento que se sobrepõe ao esmalte em 33,33%, a junção em fenda em 20% e o esmalte que se sobrepõe ao cemento em 5%. O teste do qui-quadrado mostrou que não existe correlação estatisticamente significativa entre os tipos de junção cemento-esmalte com o género e a arcada dentária.

Arambawatta K et al. (2021) [39] observaram que o padrão mais comum era o cemento sobre o esmalte (37,78%), seguido da junção de lacunas com dentina exposta (35,79%) e da relação borda a borda (23,29%). O esmalte sobreposto ao cemento esteve presente em apenas uma pequena percentagem das amostras (3,12%). Referiram o significado clínico e terapêutico do perfil anatómico da junção cemento-esmalte devido à sua associação com a cárie radicular, hipersensibilidade dentinária, abrasão cervical e reabsorção. Com o aumento da idade, devido à contínua erupção passiva dos dentes, a junção cemento-esmalte fica exposta a agentes químicos e factores físicos que levam à alteração da sua morfologia. A junção cemento-esmalte é altamente suscetível a lesões patológicas. A prevalência de uma junção com fenda tem uma forte predisposição para o desenvolvimento de patologias durante a colocação de grampos, coroas e materiais de restauração, utilização de diques de borracha, branqueamento, etc.

Nguyen K.- C.T (2021) [40] destacou a importância da junção cemento-esmalte como um ponto de referência para o diagnóstico de doenças periodontais, avaliando a recessão gengival, a perda de inserção clínica, a perda de osso alveolar e o envolvimento da furca. Propuseram um método de deteção assistido por computador para identificar a junção cemento-esmalte em imagens de ultra-sons. Este método baseia-se no estudo da alteração da curvatura da junção para delinear os bordos do esmalte e do cemento na região cervical dos dentes.

Rath R e Raghunath V (2021) [41] efectuaram um estudo para investigar a utilidade das cascas de acetato de celulose no exame das caraterísticas microscópicas dos dentes. Uma réplica de uma superfície gravada com ácido preparada numa película fina é uma casca. Foram recolhidos 25 dentes extraídos, não cariados e não restaurados, que foram incorporados num bloco de gesso de Paris. Os dentes foram submetidos a lixamento e polimento com papel de carboneto de silício, seguido de polimento adicional numa placa de vidro com água para eliminar quaisquer riscos. A superfície polida foi então lavada e tratada com ácido ortofosfórico a 37%, seguindo-se a imersão das superfícies polidas viradas para baixo em solução de coloração Alizarin Red S. Foi esguichado solvente de acetona de qualidade comercial sobre a superfície gravada e, em seguida, um pedaço de tira de acetato de celulose transparente pré-cortada com uma espessura de 0,003 polegadas foi baixado sobre a superfície embebida em acetona, evitando o aprisionamento de bolhas de ar. Em cerca de 30 minutos, quando a casca secou, foi cuidadosamente retirada de um canto. A casca de acetato de celulose foi montada numa lâmina de vidro, coberta com uma lamela e observada sob luz transmitida e incidente, utilizando um microscópio de contraste de fase. Isto permitiu o exame de pormenores relativos ao esmalte, à dentina, ao cemento e à morfologia da junção cemento-esmalte.

Gualdi-Russo E et al. (2022) [42] observou que a espessura do cemento serve como um marcador para a estimativa da idade. A espessura máxima é observada no ápice e a mínima na junção cemento-esmalte. Essa variação é atribuída aos efeitos de erupção compensatória e atrição.

Qin Q, Li Y, Zhou Y (2023) [43] recolheram dentes extraídos sem desmineralização. De seguida, prepararam secções dos dentes com uma faca de diamante. Foram depois divididos em três grupos: secções de dentes coradas com colofónia; coradas com hematoxilina e eosina; secções de dentes não coradas. Foram depois submetidas a microscopia. O resultado do estudo demonstrou que a utilização de uma faca de diamante no processo de seccionamento e trituração proporciona secções de dentes de elevada qualidade. As secções retificadas de dentes coradas com resina oferecem uma melhor identificação das microestruturas em comparação com as secções não coradas ou coradas com hematoxilina e eosina. Estas microestruturas incluem as junções cemento-esmalte, as hastes de esmalte, as junções dentino-esmalte e as linhas incrementais.

Patano A et al. (2023) [44] discutiram o significado clínico da junção cemento-esmalte na sua revisão. Destacaram que as lesões não cariosas, como a abrasão e a abfracção, ocorrem normalmente na região cervical dos dentes ao nível da junção cemento-esmalte. Elas são caracterizadas pela perda irreversível de tecido mineralizado. A junção cemento-esmalte é mais propensa à perda de substância devido à espessura reduzida do esmalte, o que leva ao enfraquecimento da ligação entre a dentina e o esmalte. Este facto leva à exposição da dentina na região cervical, promovendo a hipersensibilidade dentinária.

MATERIAIS E MÉTODOS

Fonte de dados

Os dentes anteriores permanentes, especificamente 56 dentes maxilares e 56 dentes mandibulares que foram extraídos, foram obtidos no Departamento de Cirurgia Oral e Maxilofacial da UCDS, Bhairahawa.

Recolha de dados

O estudo abrangeu um total de 112 dentes anteriores permanentes extraídos com uma região cervical intacta, recolhidos durante um período de 18 meses, de 3 de novembro de 2022 a 3 de maio de 2024.

Tamanho da amostra:

De acordo com o estudo anterior de Worthington H, Clarkson J, Davies R, a prevalência de extração foi de 17%. [45]

A dimensão da amostra foi calculada utilizando a seguinte fórmula:

Dimensão da amostra (n) = $Z^2 * P(1-P) / e^2$ Onde, Z é o limite de confiança = 1,96 a 95% de confiança, P = prevalência de extração = 17% e = margem de erro = 7% Assim, Dimensão da amostra (n) = $[(1{,}96^2 * 0{,}17(1-0{,}17)] / 0{,}07^2 = 110{,}62 \sim 111]$

Para obter um número igual de dentes maxilares e mandibulares, foi selecionada uma amostra de n = 112.

Critérios de inclusão:

1. Dentes extraídos para fins periodontais.
2. Dentes extraídos para fins ortodônticos.
3. Dentes com regiões cervicais intactas

Critérios de exclusão:

1. Anomalias morfológicas
2. Anomalias de desenvolvimento
3. Dentes grosseiramente cariados
4. Dentes com abrasão e erosão

Variáveis do estudo:

O estudo centrou-se na região cervical, especificamente na junção cemento-esmalte (JCE), tal como observado nas secções de solo dos dentes anteriores permanentes.

Consentimento informado e aprovação ética:

Como o estudo foi realizado em dentes extraídos, não foi necessário o consentimento. Foi obtida autorização ética do Comité de Revisão Institucional (IRC), UCMS, Bhairahawa Nepal (UCMS/IRC/179/22).

Instrumentos e técnicas de recolha de dados:

Ferramentas:

i. Formalina a 10% (Thermo Fisher Scientific, Índia) (Figura 1)
ii. Dentes extraídos (Figura 2)
iii. Gesso de Paris (Figura 3)
iv. Micromotor com peça de mão e disco de diamante (Figura 4)
v. Pedra do Arkansas (Figura 5)
vi. Paquímetro digital vernier
vii. Lâmina de vidro (Scimate, Índia, 1 polegada x 3 polegadas) e lamela de cobertura (Blue star, Índia, 22 mm x 40 mm) (Figura 6)
viii. Xileno (Thermo Fisher scientific, Índia) (Figura 7)
ix. DPX mountant (Thermo Fisher scientific, Índia) (Figura 8)
x. Microscópio ótico binocular Olympus CH20i (figura 9)
xi. Câmara Magcam DC5 (Figura 10)

Técnicas: [20, 32, 46]

Um total coletivo de 112 dentes anteriores permanentes extraídos, incluindo 56 dentes maxilares e 56 dentes mandibulares, foi obtido do Departamento de Cirurgia Oral e Maxilofacial em UCDS, Bhairahawa. Após a extração, os dentes foram preservados numa solução de formalina a 10%. Os dentes foram incorporados num bloco de gesso de Paris (Figura 11). Posteriormente, cada dente foi seccionado utilizando um micromotor com uma peça de mão e um disco de diamante. A secção labiolingual do dente foi feita junto ao eixo central do dente, mantendo sempre um jato de água constante (Figura 12). Posteriormente, as secções foram friccionadas contra uma pedra Arkansas, inicialmente no lado grosso e depois no lado mais fino (Figura 13), até se obter uma secção fina como papel, medindo aproximadamente 0,25 mm, determinada com um paquímetro digital (Figura 14). As secções finas obtidas foram meticulosamente limpas com xileno durante 1 minuto (Figura 15), depois montadas numa lâmina de vidro com DPX e cobertas com uma lamela Figura 16). A junção cemento-esmalte de cada secção foi examinada com uma ampliação de 10x utilizando um microscópio de luz binocular Olympus CH20i. Foram obtidas lâminas de microscópio preparadas (Figura 17). A fotografia foi efectuada utilizando a câmara Magcam DC5 (Figura 18 - Figura 43).

Análise estatística

Os dados recolhidos foram introduzidos no Microsoft Excel 2016 e as variáveis do estudo foram analisadas estatisticamente pelo "Statistical Package for Social Service" (SPSS) 20.0. Os dados foram apresentados em termos de frequência (%), e os valores de p foram calculados sob o nível predeterminado de significância (0,05) usando a estatística do Qui-quadrado. Os resultados foram considerados estatisticamente significativos se o valor de p fosse inferior a 0,05. Os resultados foram expressos em diagrama de barras e gráfico de pizza

Ferramentas e técnicas

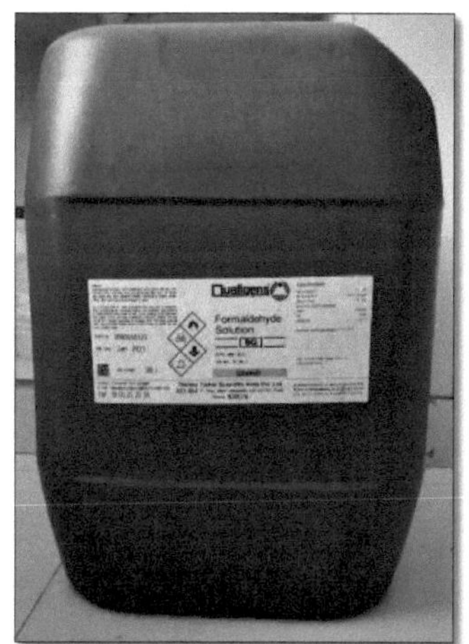

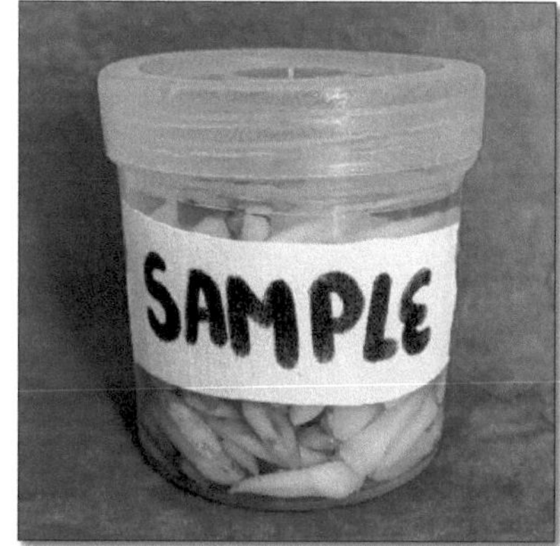

Figura 1: Formalina Figura 2: Dentes extraídos

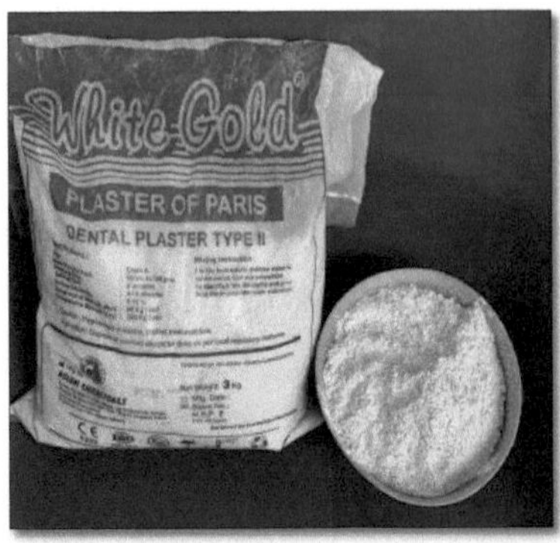

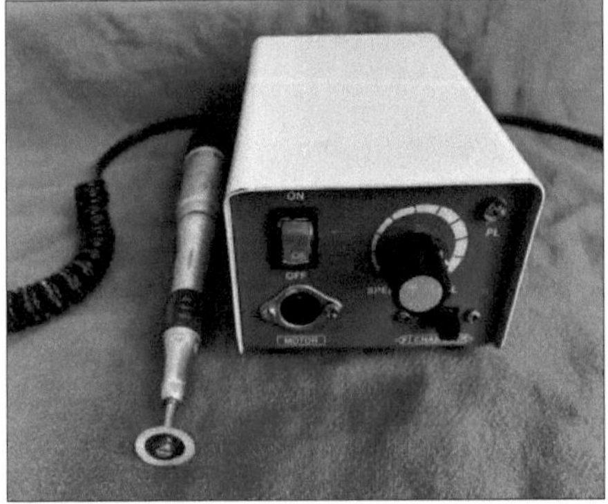

Figura 3: Gesso de paris Figura 4: Micromotor com peça de mão

e disco de diamante

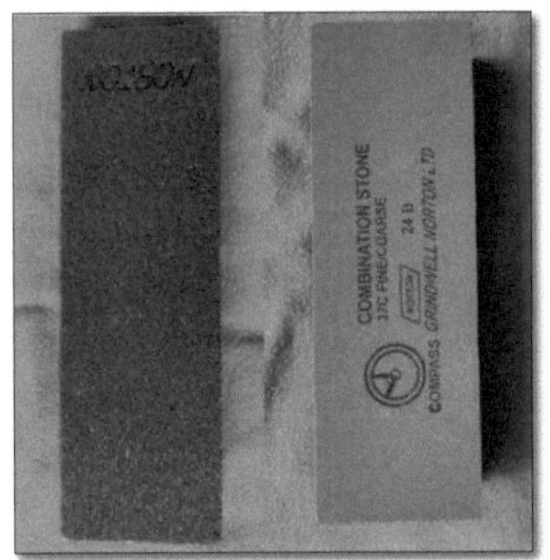

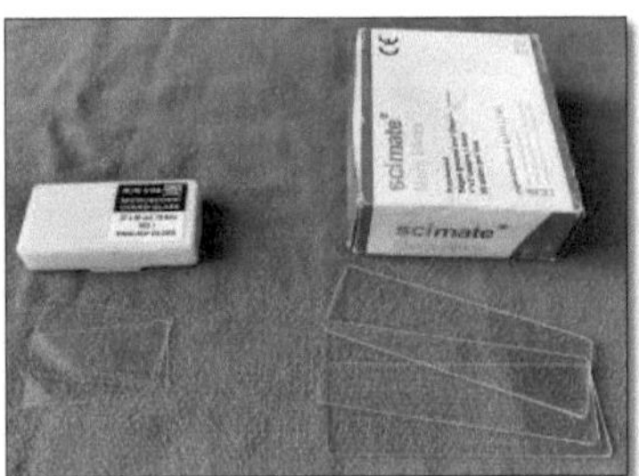

Figura 5: Pedra de Arkansas Figura 6: Lâmina de vidro e lamela

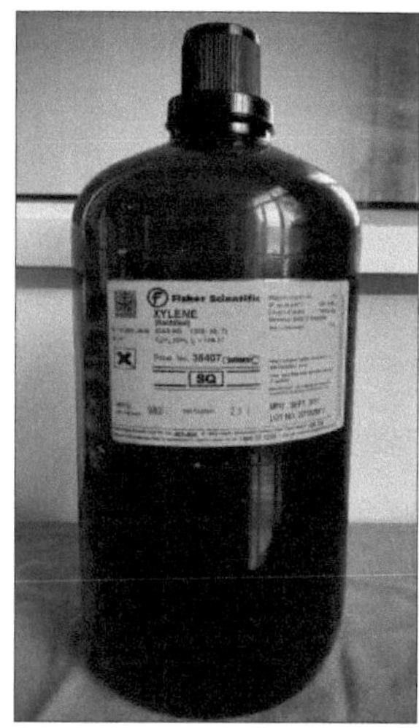

Figura 7: Xileno

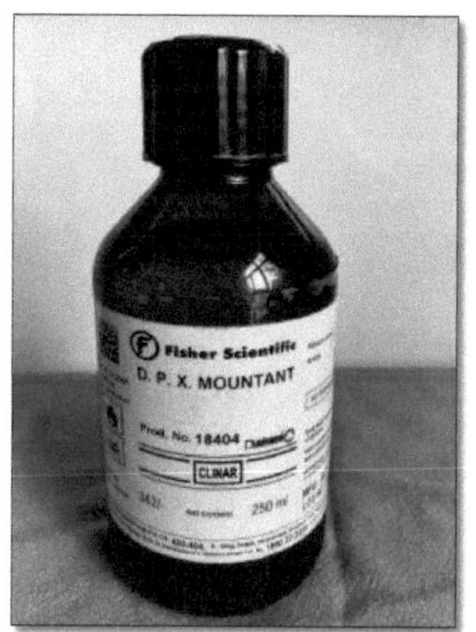

Figura 8: DPX

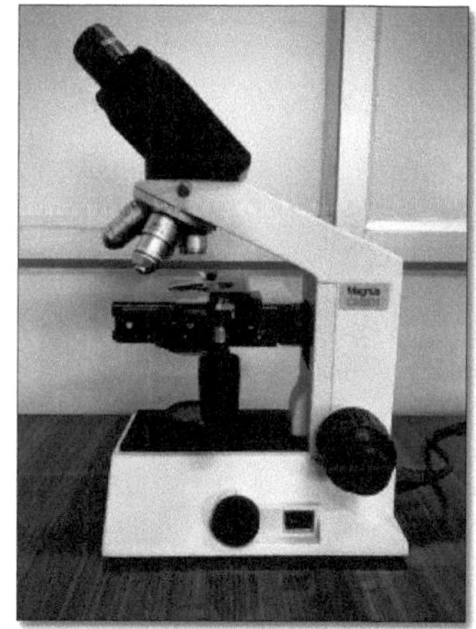

Figura 9: Binóculo Olympus CH20i microscópio ótico

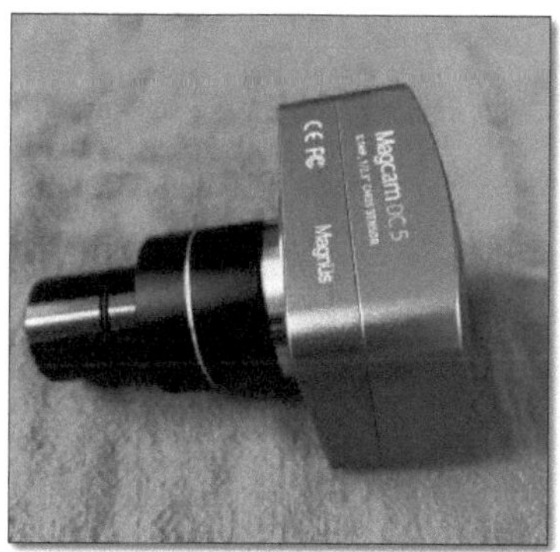

Figura 10: Magcam DC5

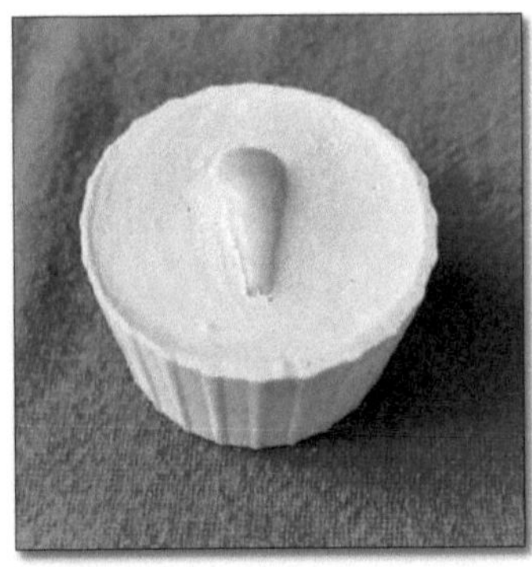

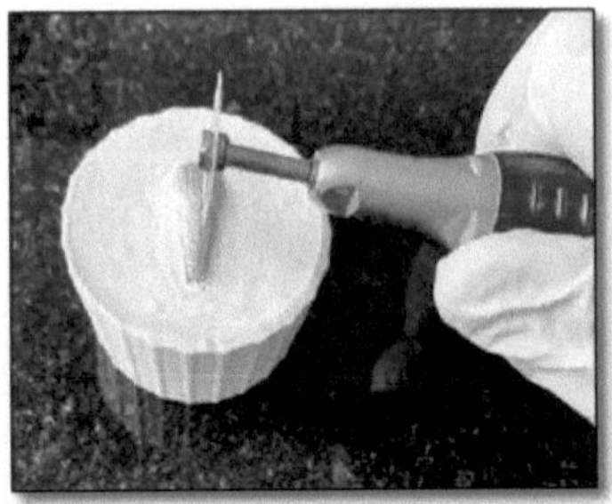

Figura 11: Inserção do dente **Figura 12: Seccionamento do**
dente

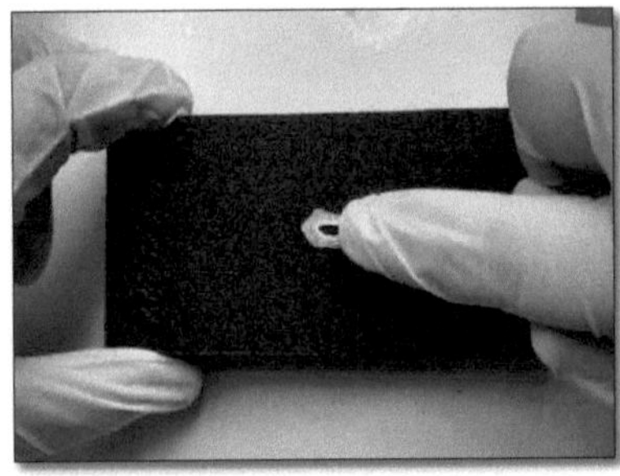

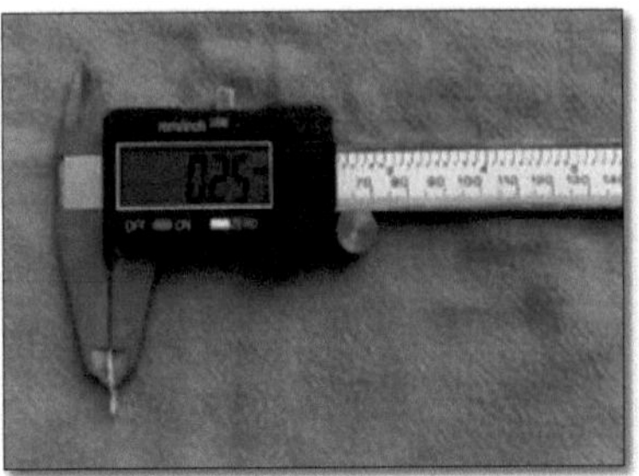

Figura 13: Secção do dente friccionada contra **Figura 14: Medição da**
espessura do dente

Pedra do Arkansas **secção utilizando um**
de calibre vernier digital

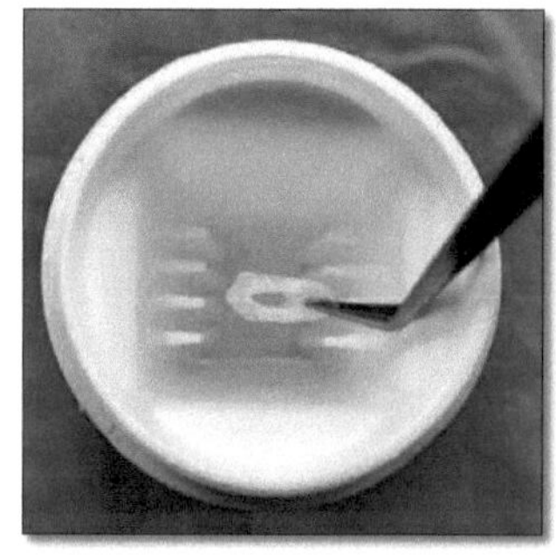

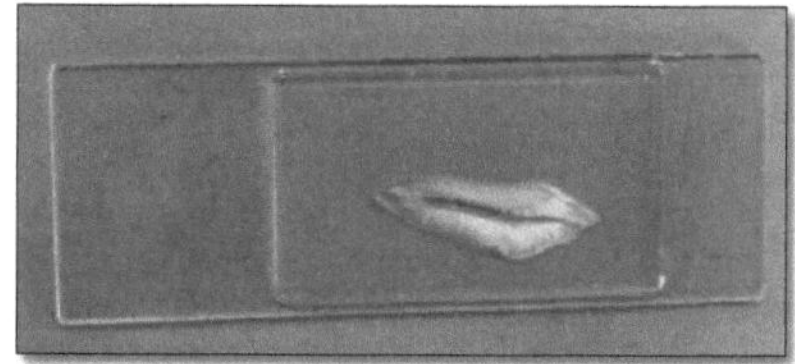

Figura 15: Secção do dente mergulhada em Xileno

Figura 16: Montagem da secção do dente utilizando DPX

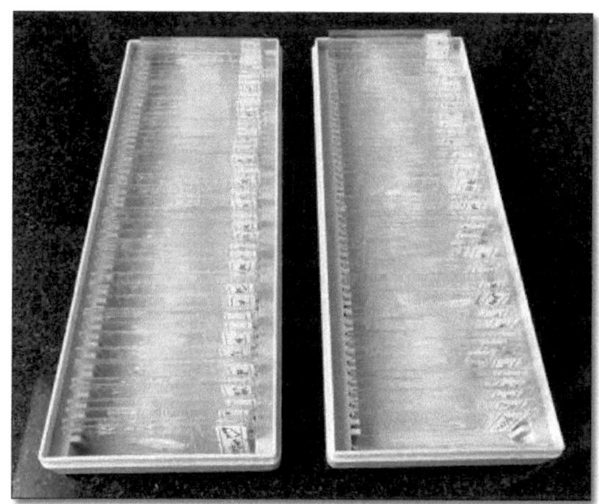

Figura 17: Lâminas preparadas para microscópio

Junção cimento-esmalte

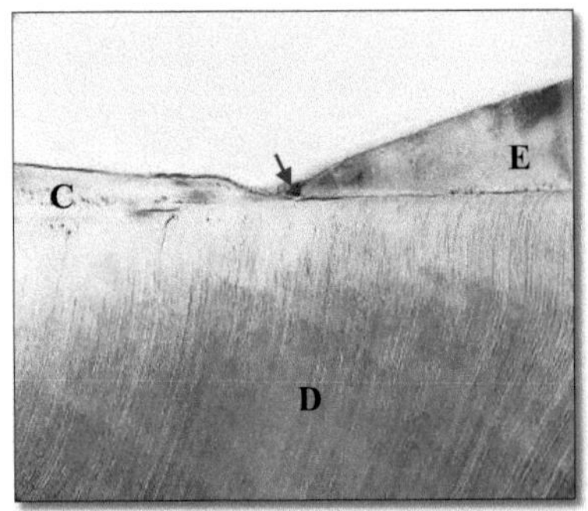

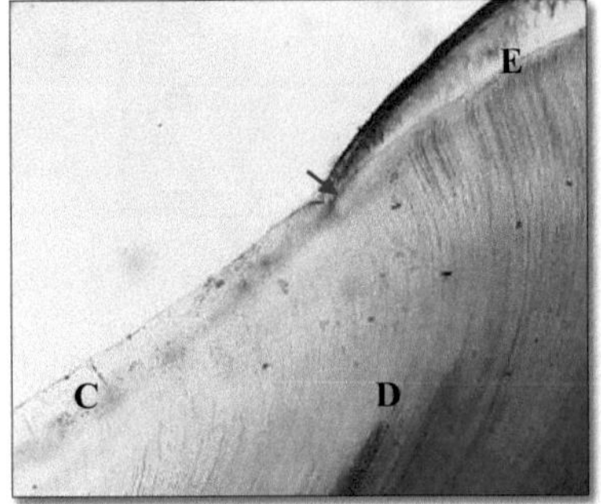

Figura 18: Borda a borda Figura 19: Borda a borda

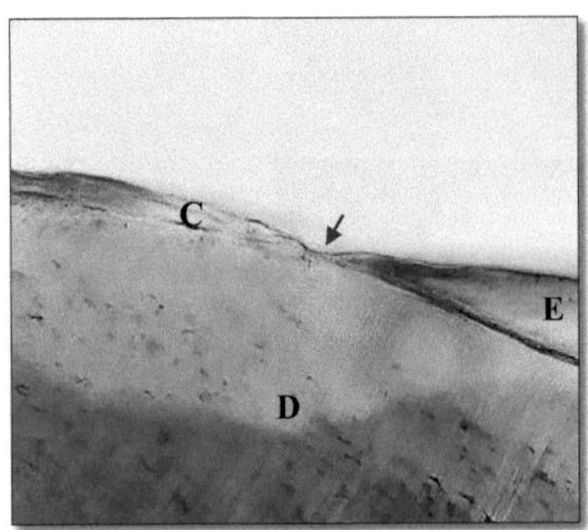

Figura 20: Borda a borda

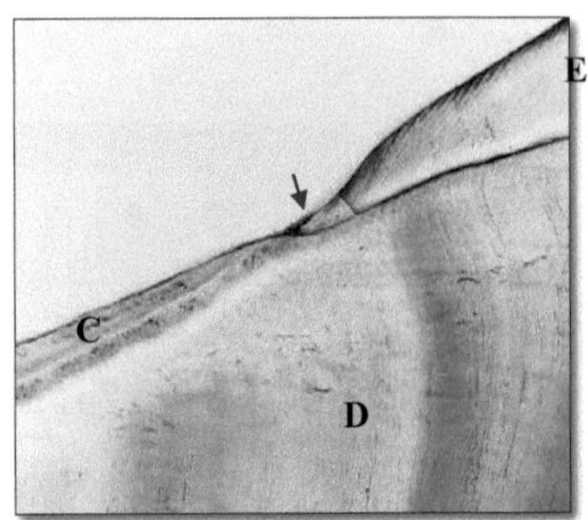

Figura 21: Borda a borda

Secção de dentes retificados com ampliação de 10x

C= Cemento, E= Esmalte, D= Dentina

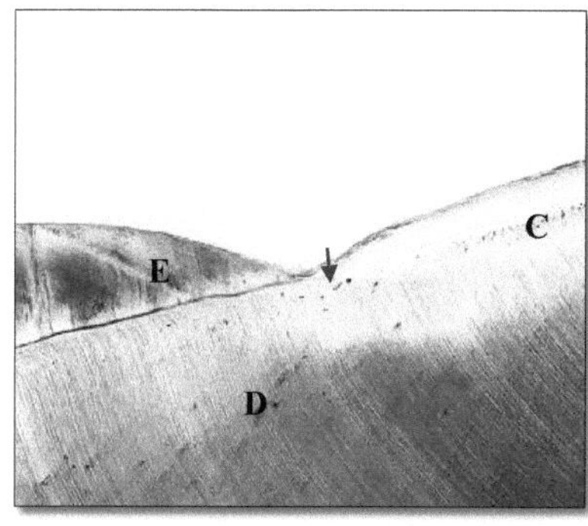

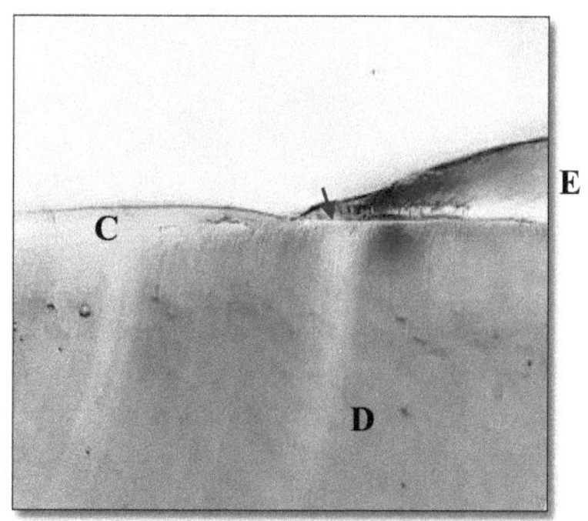

Figura 22: Borda a borda

Figura 23: Borda a borda

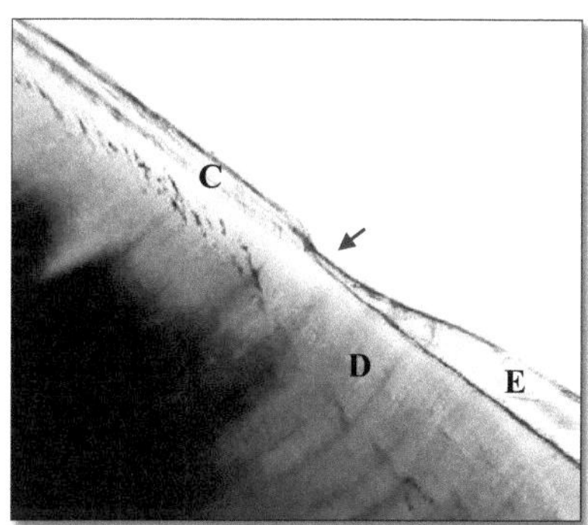

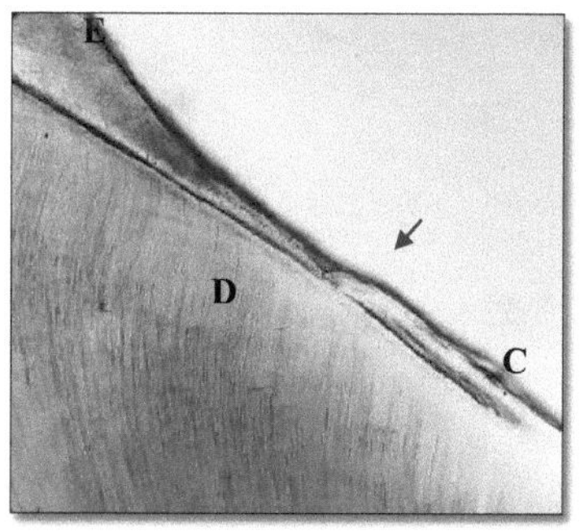

Figura 24: Borda a borda

Figura 25: De ponta a
ponta

Secção de dentes retificados com ampliação de 10x

C= Cemento, E= Esmalte, D= Dentina

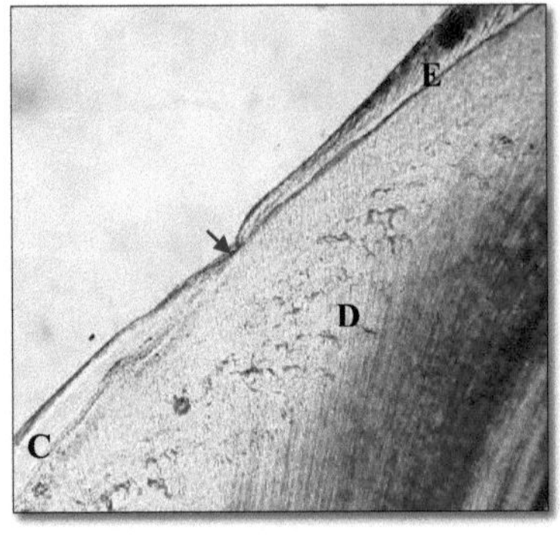

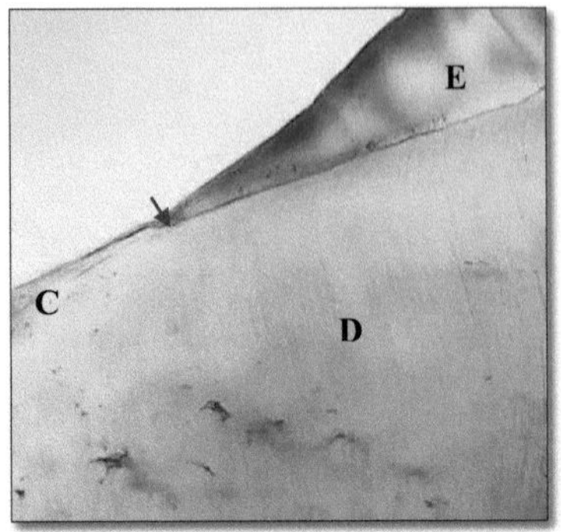

Figura 26: Borda a borda

Figura 27: De ponta a ponta

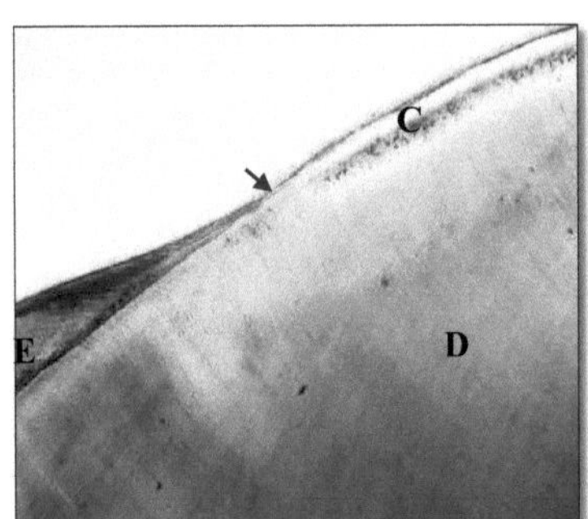

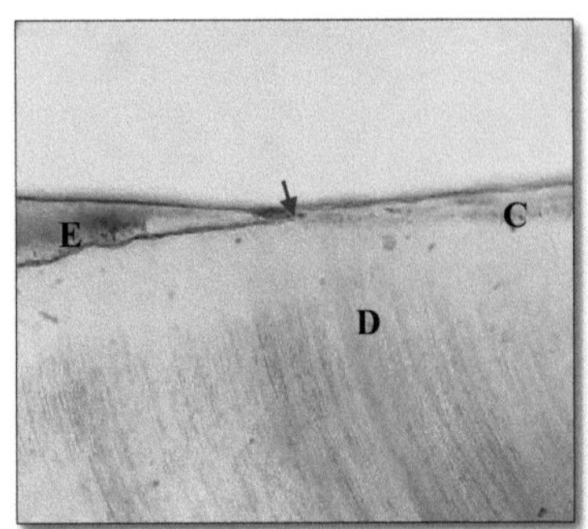

Figura 28: Borda a borda

Figura 29: De ponta a ponta

Secção de dentes retificados com ampliação de 10x

C= Cemento, E= Esmalte, D= Dentina

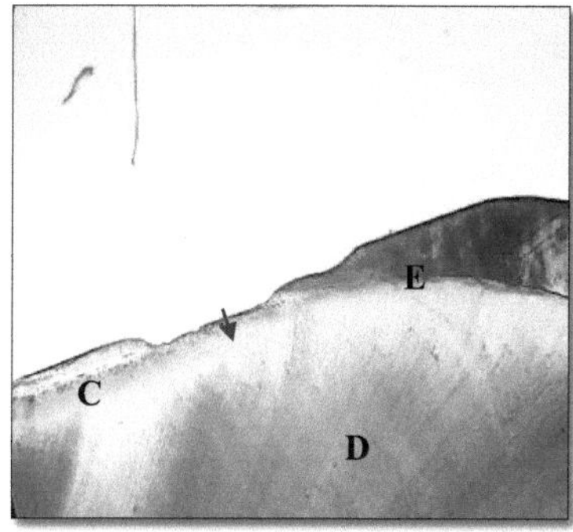

Figura 30: Lacuna

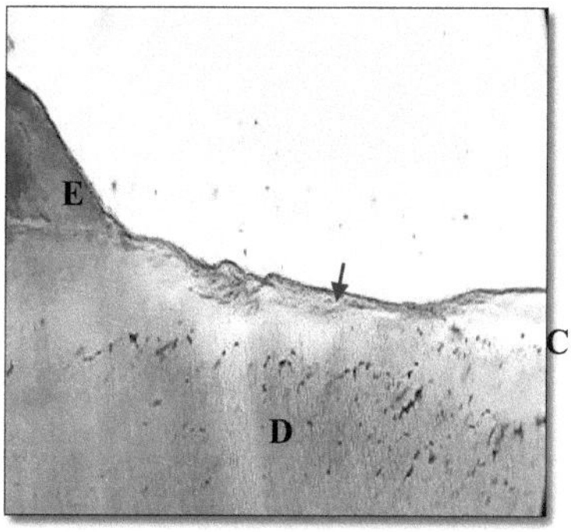

E
C
D

Figura 31: Diferença

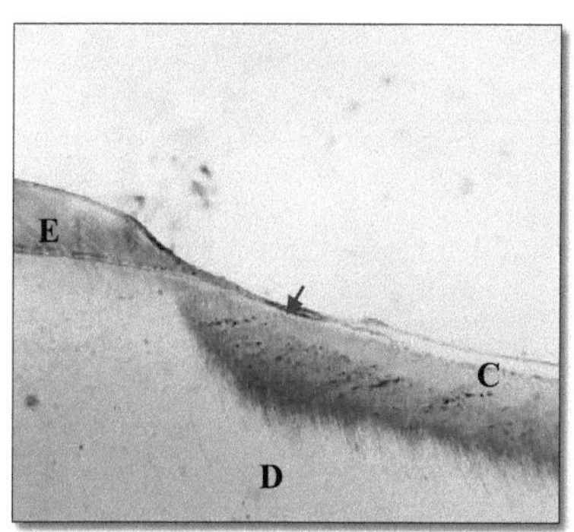

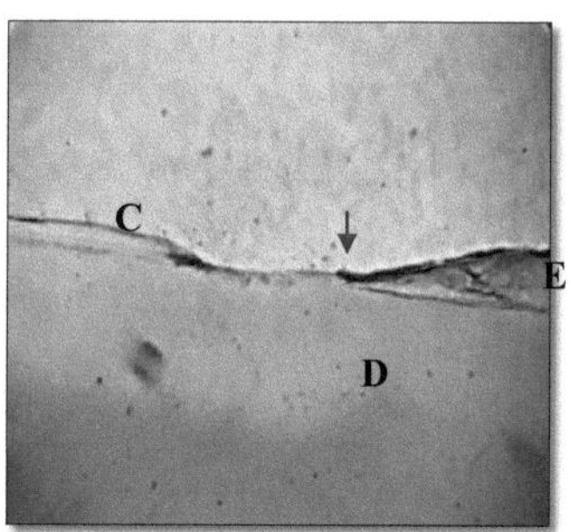

Figura 32: Lacuna Figura 33: Desvio

Secção de dentes retificados com ampliação de 10x

C= Cemento, E= Esmalte, D= Dentina

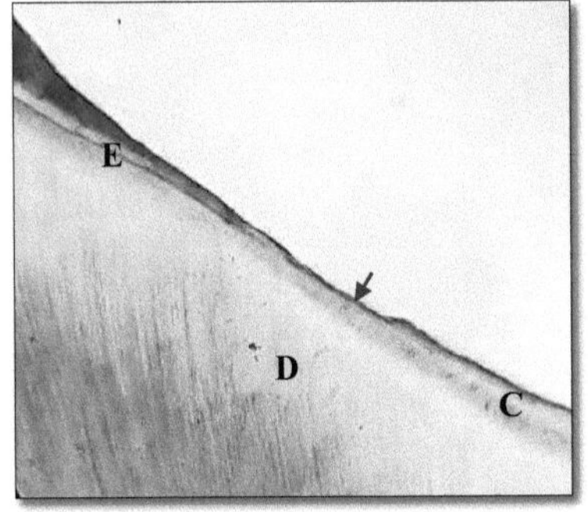

Figura 34: Lacuna

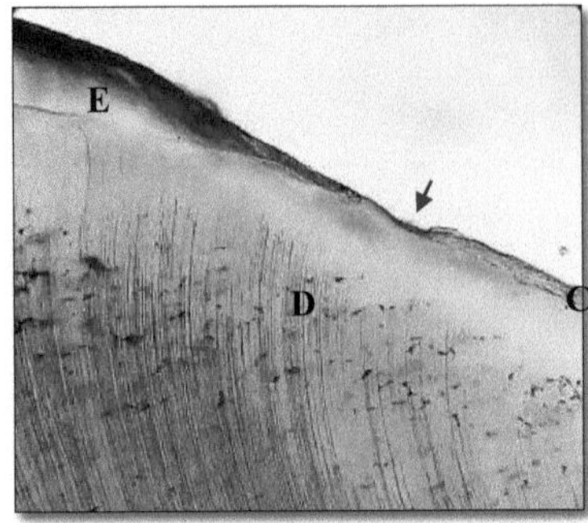

Figura 35: Lacuna

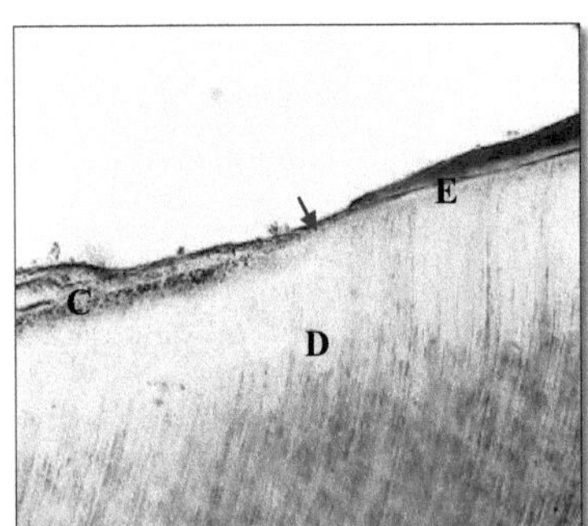

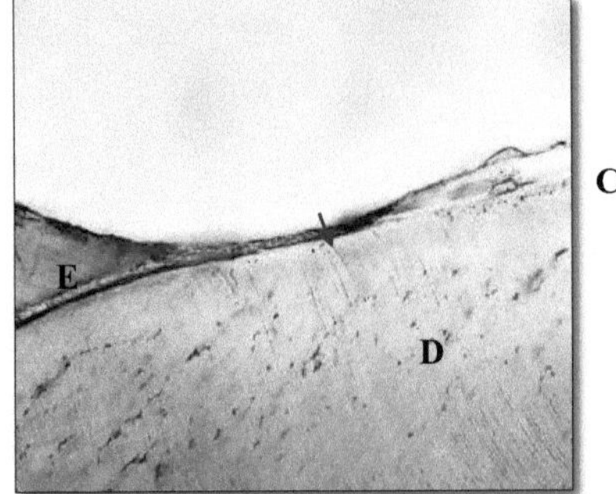

Figura 36: Lacuna Figura 37: Lacuna

Secção de dentes retificados com ampliação de 10x

C= Cemento, E= Esmalte, D= Dentina

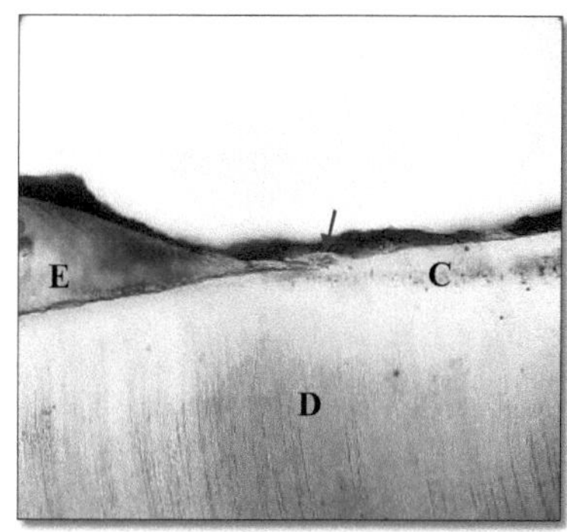

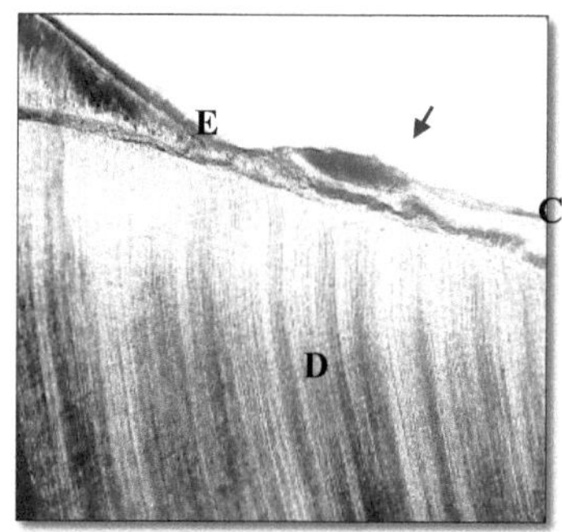

Figura 38:

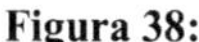

Sobreposição Figura 39: Sobreposição

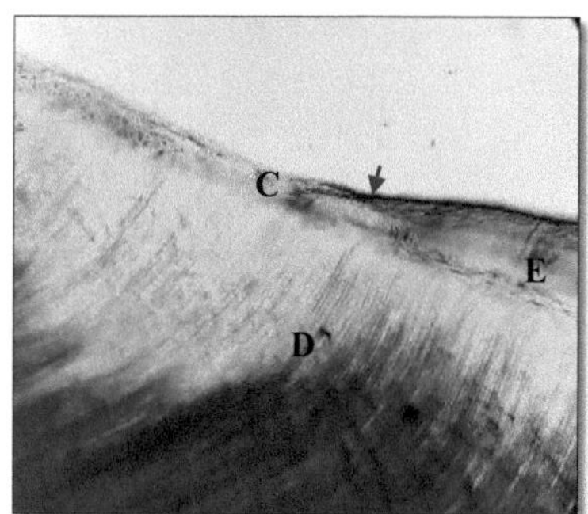

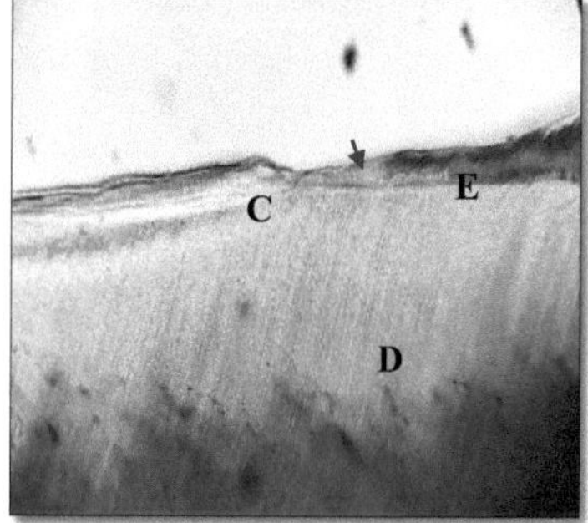

Figura 40: Sobreposição Figura 41: Sobreposição

Secção de dentes retificados com ampliação de 10x

C= Cemento, E= Esmalte, D= Dentina

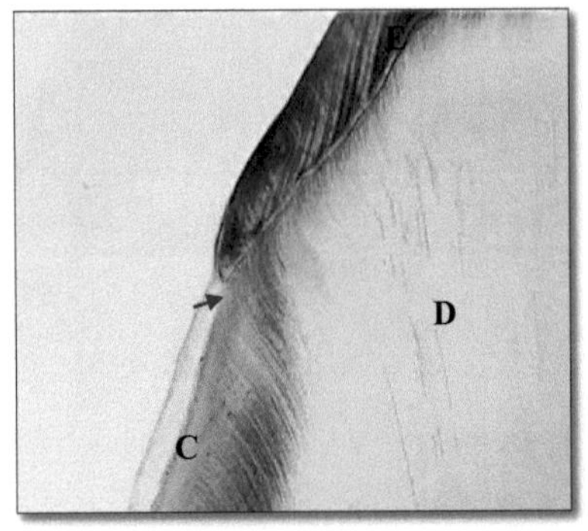

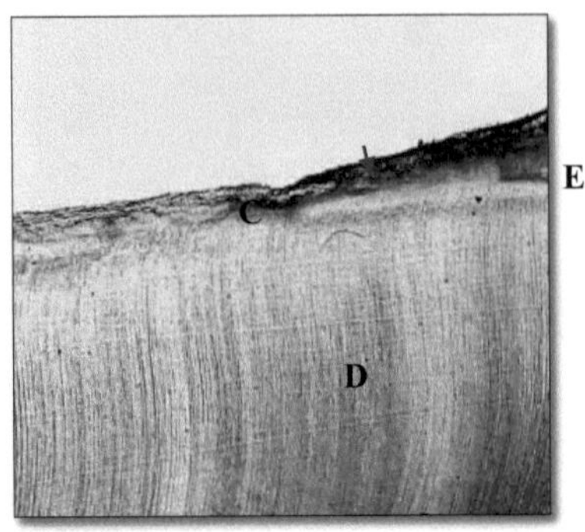

Figura 42: Sobreposição Figura 43: Sobreposição

Secção de dentes retificados com ampliação de 10x

C= Cemento, E= Esmalte, D= Dentina

RESULTADO

Foram preparadas secções de 112 dentes anteriores permanentes extraídos e analisadas quanto aos tipos de junção cemento-esmalte (JCE).

Tabela 1: Frequência geral dos tipos de JCE, como mostra a tabela abaixo

TIPOS DE CEJ	n = 112	Percentagem (%)
O cimento sobrepõe-se ao esmalte	17	15.2
Borda a borda	63	56.2
Junção de lacunas	32	28.6
O esmalte sobrepõe-se ao cemento	0	0
Total	112	100

A Tabela 1 indica que a junção cementária do tipo borda a borda foi a mais comumente observada, envolvendo 63 dentes (56,2%), seguida pela junção em fenda, observada em 32 dentes (28,6%), e pela sobreposição do esmalte ao cemento, em 17 dentes (15,2%). Não foram encontrados casos de esmalte sobreposto ao cemento nas amostras (n=0).

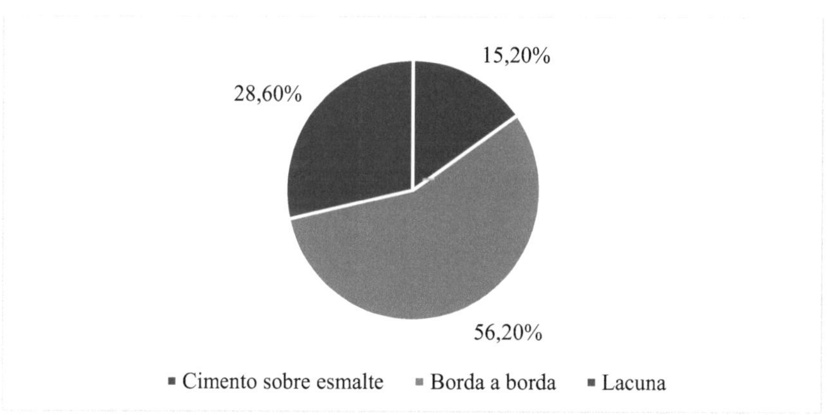

Gráfico de pizza 1: Frequência global dos tipos de junção cemento-esmalte

Quadro 2: Comparação de diferentes parâmetros utilizando o teste do Qui-quadrado, como indicado no quadro seguinte:

<table>
<tr><th>Parâmetro</th><th>Tamanho da amostra</th><th>Cimento sobre esmalte</th><th>Borda a borda</th><th>Junção de lacunas</th><th>p - valor</th></tr>
<tr><td>Arco maxilar</td><td>56</td><td>7</td><td>33</td><td>16</td><td rowspan="2">0.715</td></tr>
<tr><td>Arco mandibular</td><td>56</td><td>10</td><td>30</td><td>16</td></tr>
</table>

A Tabela 2 mostra que, tanto na arcada dentária maxilar quanto na mandibular, o tipo de junção cementária mais predominante observado foi a borda a borda, seguida da fenda e do cemento sobreposto ao esmalte. O teste do Qui-quadrado não revelou diferenças estatisticamente significativas na frequência dos tipos de JCEs em função das arcadas dentárias (p-valor > 0,05), indicando não haver associação entre os tipos de JCEs e as arcadas dentárias.

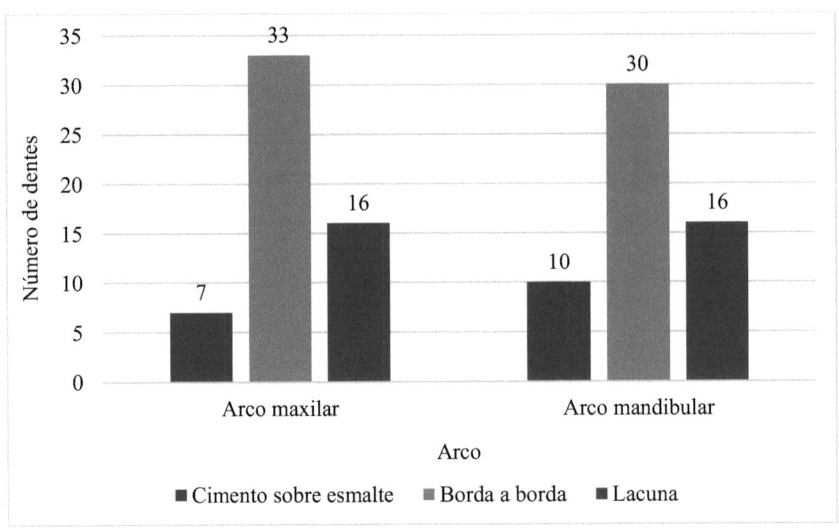

Gráfico 1: Gráfico comparativo dos tipos de JCE com base nas arcadas dentárias.

Tabela 3: Frequência dos tipos de JCE nos dentes anteriores superiores:

Dentes	Cimento sobre esmalte	Borda a borda	Lacuna
Incisivo central	3	7	5
Incisivo lateral	1	10	3
Caninos	3	16	8

A Tabela 3 indica que no incisivo central maxilar, no incisivo lateral e no canino, o tipo mais predominante de junção cementária é a junção borda a borda, seguida pela junção em fenda e depois pelo cemento que se sobrepõe ao esmalte.

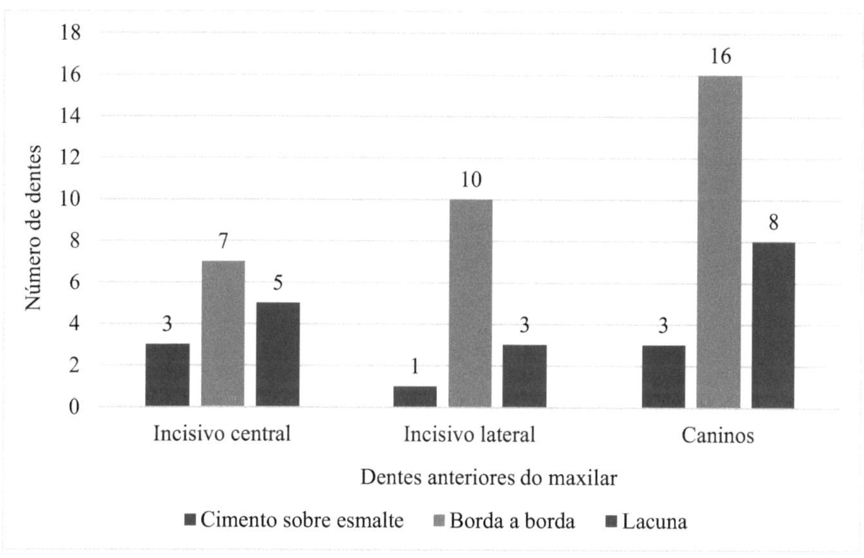

Gráfico 2: Representação gráfica da frequência dos tipos de JCE nos dentes anteriores superiores

Tabela 4: Frequência dos tipos de JCE nos dentes anteriores mandibulares

Dentes	Cimento sobre esmalte	Borda a borda	Lacuna
Incisivo central	4	14	6
Incisivo lateral	2	10	3
Caninos	4	6	7

A Tabela 4 mostra que, no incisivo central e no incisivo lateral inferiores, o tipo mais comum de junção cementária é a junção borda a borda, seguida pela junção em fenda e depois pelo cemento sobreposto ao esmalte. No entanto, no canino mandibular, a junção em fenda foi ligeiramente mais prevalente.

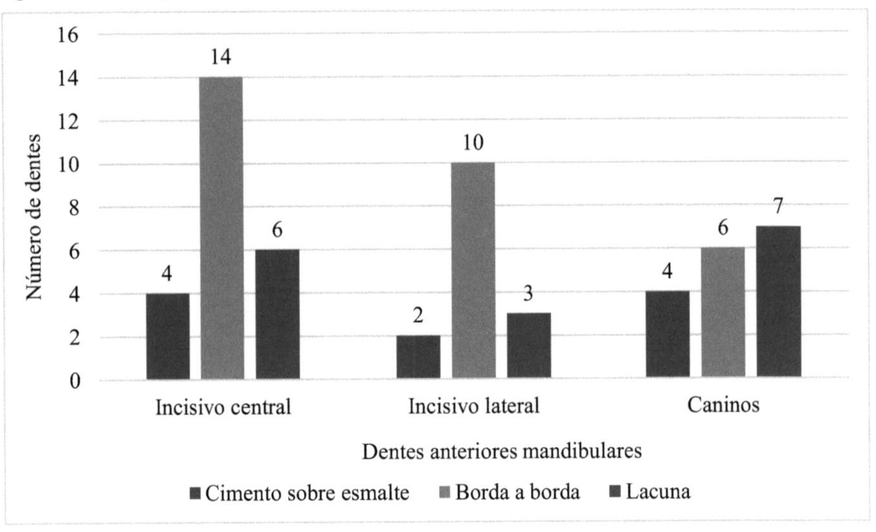

Gráfico 3: Representação gráfica da frequência dos tipos de JCE em dentes anteriores mandibulares

DISCUSSÃO

A junção cemento-esmalte (JCE) é a interface de suporte de carga localizada na região cervical entre a coroa e a raiz do dente. Esta junção é uma zona mineralizada que compreende as interfaces físicas e bioquímicas altamente eficientes do esmalte, que cobre a coroa do dente, e do cemento, que cobre a dentina da raiz. [38] Alguns sugerem que um termo mais correto para esta junção seria junção dentina-cemento-esmalte. [27]

A disposição do cemento e do esmalte na JEC é variável e tem grande importância, pois está associada à abrasão, erosão, hipersensibilidade da dentina, cárie da superfície radicular. [37] Além disso, a JEC é mais suscetível a patologias relacionadas a traumas dentários, movimentação ortodôntica dos dentes e clareamento dental.[7] Apesar dos detalhes existentes, a confiabilidade e a validade das informações referentes à morfologia da JEC têm sido questionadas pelos pesquisadores, indicando a necessidade de uma revisão dos dados. [39]

Schroder e Scherle (1998) indicaram que, desde que a junção cemento-esmalte (JCE) permaneça coberta por gengiva saudável, a relação entre o cemento e o esmalte pode mudar de uma lacuna para uma junção ou até mesmo progredir para a sobreposição do cemento sobre o esmalte, à medida que o cemento continua a formar-se ao longo do tempo. No entanto, esse processo é interrompido quando os dentes são expostos ao ambiente bucal. [39] Raju GS et al, em seu estudo, observaram o deslocamento coronal do cemento na junção cementária no caso de dentes impactados com o aumento da idade. Já nos dentes irrompidos, não foi encontrada correlação significativa entre o deslocamento coronal do cemento e a idade. [28] Da mesma forma, Bocutog O e Yakan B (1997) encontraram uma correlação entre a idade e o deslocamento coronal do cemento em dentes impactados, mas não em dentes irrompidos.[47] De acordo com Nguyen K-CT et al. (2021), a JCE permanece estável ao longo do tempo, tornando-a um ponto de referência crucial para avaliar a progressão da doença. [40]

Bevenius et al. (1993) e Muller e van Wyk (1984) levantaram a hipótese de que a escovagem, o uso do fio dental e a exposição à cavidade oral poderiam alterar a relação entre o cemento e o esmalte na região cervical dos dentes. No entanto, um estudo realizado por Gilb A et al. confirmou que as práticas de higiene dentária e a exposição à higiene oral não causam alterações significativas na junção cemento-esmalte. [19]

Este estudo demonstrou que a junção cemento-esmalte (JCE) do tipo borda a borda é a mais freqüentemente observada, compreendendo 63 amostras (56,2%), entre os dentes anteriores permanentes. Existem vários estudos que mostraram que a JCE do tipo borda a borda é a mais predominante, como Bishen et al (55% em dentes anteriores); [37] Doddawad V G, Shivananda S e Sunita S (47,5%); [38] Roa I et al (51.9% casos); [6] Arambawatta K et al. (55,1%); [5] Astekar M et al. (52,5%); [8] Hassan R (50%); [27] Stosic N (36.7%); [3] Thakur K et al (57,5%); [34] Koju S et al (41,66%); [10] Muller e van Wyk (45,2%); Schroeder e Scherle (70%) [38] . As evidências sugerem que existe uma ligação química entre o cemento e o esmalte na área de contacto devido aos seus componentes inorgânicos semelhantes, tais como a hidroxiapetite. [27] Um aumento do tipo CEJ de borda a borda indica um escudo protetor natural na área cervical fornecido pela combinação de cemento e esmalte. [33]

No nosso estudo, o segundo tipo mais comum de junção cemento-esmalte (JCE) observado foi a junção gap, representando 32 amostras (28,6%). Este achado está em consonância com os estudos realizados por Bishen K et al (36,66% em dentes anteriores); [37] Arambawatta K et al (30,7%); [5] Astekar M et al (40%); [8] Thakur K et al (27,5%). [34] A ocorrência de uma junção em fenda pode ser explicada por dois factores principais. Em primeiro lugar, pode resultar da falha da bainha epitelial radicular de Hertwig (HERS) em se desintegrar no momento adequado, o que leva a uma falha na deposição de cemento sobre a dentina radicular. Em segundo lugar, os distúrbios no momento da apoptose podem atrasar a desintegração da HERS durante a formação da raiz. Este atraso pode impedir a deposição adequada de cemento ao longo da superfície dentinária, resultando numa lacuna entre o cemento e o esmalte na junção cemento-esmalte. [38] Bevenius et al. (1993) sugeriram no seu estudo que a relação de lacuna observada entre o esmalte e o cemento pode ser atribuída a deficiências metodológicas e não a um fenómeno de desenvolvimento. Isto implica que a forma como os estudos são conduzidos ou como as amostras são analisadas pode influenciar a interpretação da relação entre o esmalte e o cemento na junção cemento-esmalte. [18] A presença de um espaço entre o esmalte e o cemento pode tornar o dente mais suscetível à formação de película. Essa lacuna expõe os túbulos dentinários, o que pode favorecer o acúmulo de microrganismos e contribuir para diversas patologias dentárias. [8] Além disso, os túbulos dentinários expostos podem ser facilmente penetrados por agentes clareadores, podendo causar inflamação e iniciar um processo de reabsorção radicular.[6] Esta morfologia é indicativa de um risco acrescido de reabsorção radicular mediada por osteoclastos idiopáticos, bem como de cáries da superfície radicular. [48] Um estudo realizado por E. Koulaouzidou et al. (1996) encontrou uma correlação positiva entre os tipos de junção cemento-esmalte (JCE) e a penetração do peróxido de hidrogénio utilizado no branqueamento de dentes descolorados. Observaram que os dentes com um espaço entre o cemento e o esmalte tendiam a apresentar níveis mais elevados de penetração do peróxido de hidrogénio durante o branqueamento intracoronário. [49]

No nosso estudo, o cemento sobreposto ao esmalte foi observado em 17 amostras (15,2%). No entanto, alguns autores observaram este tipo de junção cemento-esmalte (JCE) como o mais predominante. Por exemplo, Adhikari BR et al. relataram 49,67% na população nepalesa, [46] Arambawatta K et al. encontraram 37,78%, [39] Ansari et al. observaram 57,3%. [11] A sobreposição do cemento ao esmalte ocorre quando o epitélio do esmalte degenera na região cervical, permitindo que as células do saco dentário entrem em contacto direto com a superfície do esmalte. Este contacto induz as células do folículo pericoronário a diferenciarem-se em cementoblastos, que depois depositam cemento sobre o esmalte. [10] Boyde et al. explicaram três razões pelas quais a sobreposição do cemento sobre o esmalte pode ser difícil de observar nos estudos realizados em secções de dentes triturados: 1) O comprimento do cemento coronal pode variar em torno da circunferência da coroa, levando a variações dos tipos de JCEs dentro do mesmo dente, dependendo do plano de secção do dente; 2) Danos e rupturas no cemento coronal causados pela extração do dente podem criar artefatos que obscurecem observações precisas; 3) Como o cemento é um tecido mineralizado mais macio, a escovação e o uso do fio dental podem causar a perda do cemento coronal, tornando-o menos aparente nos estudos.[38] O cemento sobreposto ao esmalte é considerado mais protetor para o dente durante procedimentos dentários como raspagem, corte de coroa e colocação de grampos. Esta configuração proporciona uma cobertura adicional e reduz o risco de exposição da dentina sensível, oferecendo assim uma maior proteção. [8] Foi proposta uma teoria que sugere que os iões podem passar através da dentina e do cemento, independentemente dos tipos de junção cemento-esmalte presentes. No entanto, esta teoria foi contrariada por Koehe, que argumentou que o cemento actua como uma barreira ao trânsito de iões. [21]

O esmalte que se sobrepõe ao cemento não foi encontrado no nosso estudo, o que é consistente com os resultados de Bishen K et al, [37] Thakur K et al, [34] Astekar M et al, [8] Adhikari BR.[46] No entanto, alguns estudos relataram alguns casos de esmalte sobreposto ao cemento, como Doddawad V (2%); [38] Arambawatta K et al em 2009 (1.6%); [5] Arambawatta K et al em 2021 (3,12%); [39] Ansari AS et al (1,3%); [11] Koju S et al (5%). [10] A existência de cemento sobreposto ao esmalte permanece controversa e é hipotetizada como uma ilusão de ótica. Alguns autores argumentam que este tipo é embriologicamente difícil de explicar, uma vez que a secreção de esmalte pára antes do início da formação do cemento. Uma vez concluída a formação do esmalte, inicia-se a formação do cemento, tornando improvável a sobreposição do esmalte sobre o cemento. [6]

Os resultados do presente estudo também não mostraram associação entre os tipos de JCE e as arcadas dentárias, o que corrobora os achados dos estudos de Koju S et al. [10] e Arambawatta K et al. [5] Assim, a distribuição dos tipos de JCE pode ocorrer de forma aleatória tanto nos dentes da maxila quanto nos da mandíbula, independentemente das arcadas dentárias a que pertencem.

Neste estudo, as amostras mostraram o mesmo tipo de junção cemento-esmalte nos aspectos vestibular e lingual. Os dentes podem apresentar vários tipos de junção cemento-esmalte (JCE), que são irregulares e imprevisíveis. Essa variabilidade pode ocorrer dentro do mesmo dente. [38] De acordo com Berkovitz, todos os três padrões de junção cemento-esmalte (gap, encontro e sobreposição) podem estar presentes em qualquer dente individual, mas um padrão predomina sobre os outros. [50] Estudos utilizando microscópios eletrônicos de varredura demonstraram que todas as formas de junção cemento-esmalte podem, de fato, ser encontradas dentro do mesmo dente. Além disso, quando examinadas de perto, podem ser observadas variações circunferenciais ao redor do dente. Essa variabilidade ressalta a natureza complexa e diversificada dos padrões da junção cemento-esmalte dentro de cada dente. [48] No estudo conduzido por Astekar et al. (2014), não foram encontradas diferenças estatisticamente significativas na frequência dos tipos de junção cemento-esmalte com base no aspeto do dente. [8] Arambawatta K et al. (2009) também obtiveram resultado semelhante. [5] Grossman e Hargreaves (1991) observaram variações nos tipos de junção cemento-esmalte dentro de um único dente. Francischone e Consolaro (2008), assim como Nanci (2013), mencionaram a possibilidade de combinações de diferentes tipos de CEJ ao longo de toda a circunferência de um dente. Adicionalmente, um estudo realizado por Hassan R M em primeiros pré-molares superiores da população egípcia, utilizando microscopia eletrónica de varrimento, mostrou uma pequena variabilidade nos tipos de JCE nas superfícies vestibulares de algumas amostras. [27] No estudo realizado por Adhikari BR et al., 26,66% das amostras mostraram variações nos tipos de junção cemento-esmalte entre as faces vestibulares e linguais dentro do mesmo dente, enquanto 73,34% das amostras exibiram o mesmo tipo de JCE em ambas as faces. Esta variabilidade levou alguns investigadores a questionar a exatidão da identificação da junção cemento-esmalte através de secções de dentes triturados. [46]

Nos dentes anteriores, foram observadas variações na frequência dos tipos de junção cemento-esmalte com base no tipo de dente. No nosso estudo, os incisivos centrais e laterais da maxila e da mandíbula, bem como os caninos superiores, apresentaram com maior frequência o tipo de junção cemento-esmalte borda a borda. No entanto, nos caninos inferiores, o tipo de junção gap foi mais comum. Um estudo realizado por Roa I et al. observou uma associação estatisticamente significativa entre os tipos de junção cementária e o tipo de dente. Verificaram que o incisivo central superior, o incisivo lateral superior e o incisivo lateral inferior apresentavam cemento sobreposto ao esmalte em 100% das amostras. O incisivo central inferior apresentou esmalte com sobreposição de cemento em 50% das amostras e CEJ do tipo borda a borda nos restantes 50% das amostras. [6]

A preparação de secções retificadas de dentes utilizando o método de retificação manual é trabalhosa e potencialmente prejudicial, mas permanece insubstituível devido à acessibilidade dos instrumentos utilizados e à praticidade do método. Apesar dos seus desafios, o método de trituração manual é amplamente utilizado porque é simples e económico. [32] Os tecidos duros dentários podem ser estudados através da descalcificação, mas este processo destrói em grande parte a estrutura do tecido duro. As secções de tecido duro feitas à mão são morosas, demorando normalmente cerca de 8-10 horas, e os micrótomos de tecido duro são caros. Para resolver estes problemas, uma equipa de patologistas, estudantes de medicina dentária e engenheiros na China concebeu uma nova máquina de corte que melhorou a eficiência da preparação de secções trituradas de dentes. Os seus resultados não sugeriram diferenças estatisticamente significativas na observação das estruturas dentárias entre as secções dentárias obtidas pela nova máquina de corte e as preparadas pelo método convencional de corte com peça de mão. [35]

CONCLUSÃO

O objetivo deste estudo foi explorar as variações morfológicas da junção cemento-esmalte (JCE) e identificar a relação predominante entre o cemento e o esmalte. Também procurou comparar a variabilidade entre as arcadas dentárias. Os resultados indicam uma significativa diversidade morfológica na junção cemento-esmalte em dentes anteriores permanentes.

O estudo destacou que o tipo de junção cemento-esmalte borda a borda é predominante tanto nos dentes anteriores permanentes maxilares quanto nos mandibulares. A pesquisa também enfatizou que a distribuição dos tipos de JCE nos dentes não é influenciada pelas arcadas dentárias. Dada a fragilidade da JCE, os profissionais da área odontológica devem ter cuidado durante os procedimentos para evitar danos ou descolamento do cemento, o que poderia expor a dentina e levar à sensibilidade. O cuidado e a proteção adequados da JCE são essenciais para manter a saúde dentária e reduzir o desconforto do doente devido à sensibilidade a estímulos físicos e químicos.

Este estudo estabelece as bases, fornecendo dados fundamentais sobre os tipos morfológicos da junção cemento-esmalte. A realização de estudos semelhantes em várias regiões do Nepal seria vantajosa para analisar variações na morfologia da JCE e patologias associadas entre diferentes populações. A comparação destes resultados poderia oferecer informações valiosas sobre as diferenças regionais e ajudar a adaptar as estratégias de cuidados dentários para satisfazer as necessidades regionais específicas.

BIBLIOGRAFIA

1. Shahmoradi M, Bertassoni L, Elfallah H, Swain M. Estrutura fundamental e propriedades do esmalte, dentina e cemento. In: Nissan BB editores. Advances in calcium phosphate biomaterials (Avanços em biomateriais de fosfato de cálcio). Springer Science and Business.2014 ; 511-47.
2. Bhaskar SN, Orban BJ. Orban's oral histology and embryology. 11ª ed. St. Louis: Mosby Year Book; 1991.
3. Stosic N, Dacic S, Simonovic DD. Variações morfológicas da junção cemento-esmalte na dentição permanente. Ata facultatis medicae Naissensis. 2015;32(3):209-14.
4. Metwally S, Stachewicz U. Reabsorção dentária na junção cimento - esmalte (CEJ) - análise microscópica. Micron. 2020;137.
5. Arambawatta K, Peiris R, Nanayakkara D. Morfologia da junção cemento-esmalte em dentes pré-molares. Jornal de Ciência Oral. 2009;51(4):623-27.
6. Roa I, Sol M, Cuevas J. Morfologia da junção cimento-esmalte (CEJ), correlações clínicas. Int. J. Morphol. 2013; 31(3):894-98
7. Neuvald L, Consolaro A. Junção cimento-esmalte: análise microscópica e reabsorção cervical externa. Jornal de endodontia. 2000;26(9):503-8.
8. Astekar M, Kaur P, Dhakar N, Singh J. Comparação das inter-relações dos tecidos duros na região cervical dos dentes com base no tipo de dente e na diferença de género. Jornal de ciências dentárias forenses. 2014;6(2):86-91.
9. Vandana KL, Haneet RK. Junção cimento-esmalte: uma visão. Jornal da Sociedade Indiana de Periodontologia. 2014;18(5):549-54.
10. Koju S, Maharjan N, Yadav DK, Bajracharya D, Baral R, Ojha B. Análise morfológica da junção cemento-esmalte na dentição permanente com base no género e nas arcadas. J Kantipur Dent Coll. 2021;2(1):24-8
11. Ansari AS, Sheikh AT, Ahmed I, Abbas Zaidi SJ. Análise morfológica dos tipos de junção cemento-esmalte em pré-molares e molares de uma amostra da população paquistanesa. J Ayub Med Coll . 2019;31(2):221-5.
12. Ceppi E, Dalloca S, Rimondini L, Pilloni A, Polimeni A. Junção cimento-esmalte de dentes decíduos: SEM-morfologia. Revista Europeia de Odontopediatria. 2006;7(3):131-4.

13. Montesinos-Rivera M, Aguilar J, Calle J, Calle H. Análise da junção amelocementária em pré-molares de uma população equatoriana. Revista Cientifica Interdisciplinaria Investigation Y Seberes. 2024;14(2):17-28.

14. Mitic AD, Gasic JZ, Barac RG, Radenkovic GS, Sunaric SM, Popovic JZ, Nikolic MM. Alterações ultra-estruturais na junção cemento-esmalte causadas por bebidas ácidas: um estudo in vitro. Microsc Res Tech. 2020;83(2):91-8.

15. Schroeder HE, Scherle WF. Junção cimento-esmalte - revisitada. J Periodont Res. ( )1988;23 1:53-9.

16. Grossman ES, Hargreaves JA. Junção cemento-esmalte variável numa pessoa. The Journal of Prosthetic Dentistry. 1991;65(1):93-7.

17. Rotstein I, Torek Y, Misgav R. Efeito dos defeitos do cemento na penetração radicular de H2O2 a 30% durante o branqueamento intracoronário. J endod. 1991;17(5):230-3.

18. Bevenius J, Lindskog S, Hultenby K. A junção amelocementária em dentes pré-molares jovens. um estudo de réplica por microscopia eletrónica de varrimento. Ata Odontologica Scandinavica. 1993;51(3):135-42.

19. Gilb EA. A junção cemento-esmalte: relações de lacuna, sobreposição e borda a borda. Pesquisa do Tennessee e Intercâmbio Criativo. 1996.

20. Singh A, Gorea R. Algumas dicas para fazer secções moídas de dentes para fins de investigação. J Punjab Acad Forensic Med Toxicol. 2006;6:11.

21. Esberard R, Esberard RR, Esberard RM, Consolaro A, Pameijer CH. Efeito do branqueamento na junção cemento-esmalte. Revista Americana de Odontologia. 2007;20(4):245-9.

22. Francischone LA, Consolaro A. Morfologia da junção cemento-esmalte dos dentes decíduos. Journal of dentistry for children. 2008;75(3):252-9.

23. Pini-Prato G, Franceschi D, Cairo F, Nieri M, Rotundo R. Classificação dos defeitos da superfície dentária em áreas de recessão gengival. Journal of periodontology. 2010;81(6):885-90

24. Gasic J, Kesic L, Popovic J, Mitic A, Nikolic M, Stankovic S. Alterações ultra-estruturais na junção cemento-esmalte após o branqueamento de dentes vitais com flúor e agentes sem flúor - um estudo piloto. Revista médica internacional de investigação experimental e clínica. 2012;18(3):5-12.

25. Hansel D, Irala LE. Reabsorção cervical externa: relato de caso clínico. Stomatos. 2014;20 (38):51-9.

26. Bhusari P, Agrawal N, Upadhyay S, Verma S, Jain A, Jaroli S. Classification & prevalence of dental surface defects in areas of gingival recession- a clinical study. Jornal de investigação clínica e de diagnóstico. 2014;8(7):1-4.
27. Hassan R, Mohamed D. Junção cimento-esmalte no primeiro pré-molar superior egípcio: estudo de microscopia eletrónica de varrimento e análise de raios X por dispersão de energia. Revista Internacional de Investigação Avançada. 2015;3:545-56.
28. Raju GS, Keerthi M, Nandan SR, Rao TM, Kulkarni PG, Reddy DS. Cementum as an age determinant: a forensic view. Jornal de ciências dentárias forenses. 2016;8(3):175.
29. Vangala MR, Rudraraju A, Subramanyam RV. Montagem de secções de dentes: adesivo de cianoacrilato versus bálsamo do Canadá. Jornal de patologia oral e maxilofacial. 2016;20(1):20-4.
30. Shah AA, Kulkarni D, Ingale Y, Koshy AV, Bhagalia S, Bomble N. Kerosene: Agente contribuinte para o xileno como agente de limpeza no processamento de tecidos. Jornal de patologia oral e maxilofacial. 2017;21(3):367-74.
31. Alwahaibi N, Aljaradi S, Alazri H. Alternativa ao xileno como agente de limpeza em histopatologia. Jornal de médicos de laboratório. 2018;10(2):189-93.
32. Yadav S, Wakode R, Kumar S, Jadhav A. Secções de dentes moídos: modalidade de estudo histopatológico. Revista Internacional de Investigação em Ciências Médicas. 2019;7:1384 .-1387
33. Arunachalam P, Ramya R, Swarnalakshmi R, James A, Ramya M, Rajkumar K. Análise da mineralogia ótica da junção cimento-esmalte na dentição decídua. Jornal de patologia oral e maxilofacial. 2019;23(3):475
34. Thakur K, Bhat N, Bhardwaj N, Bansal S. Análise microscópica das variações da junção cemento-esmalte na população de Himachali. Revista Internacional de Saúde e Investigação Clínica. 2019;2 .(4):1-4
35. Cheng Z-L, Cai M, Chen X-Y, Li P, Chen X-H, Lin Z-M, Xu M. Uma nova máquina de corte ajuda os estudantes de medicina dentária a estudar a histologia do tecido duro do dente. Jornal de Ciências Dentárias. 2019;14(2):113-8.
36. Saify F TN. Meios de montagem - um aspeto intocado. Jornal de Patologia Oral e Maxilofacial. 2020;11(1):20-4.
37. Bishen K, Singh H, Nayak S, Nayak P, Tomar U, Agrawal N. Comparação de vários tipos morfológicos da junção cemento-esmalte na secção de solo do dente permanente. O Jornal Dentário Internacional do Santo. 2020;4 .(1):37-40

38. Doddawad V, S S S, Sunita S. Análise microscópica da junção cemento-esmalte da dentição humana. Jornal da Academia de Medicina Legal e Toxicologia de Punjab. 2020;20 .(1):134-38
39. Arambawatta K AA, Ihalagedera D, Nawarathna G, Nandasena T, Peiris R, Banneheka S, Nanayakkara D. Análise morfológica da junção cemento-esmalte em pré-molares do Sri Lanka. Anat Sci Int. 2021;96(4):509-16.
40. Nguyen K-CT, Yan Y, Kaipatur NR, Major PW, Lou EH, Punithakumar K, Le, L.H. Deteção assistida por computador da junção cemento-esmalte em ultra-sons intra-orais. Ciências aplicadas. 2021;11(13).
41. Rath R, Raghunath V. Peels as an alternative to ground sections - an in vitro microscopic study. Jornal de patologia oral e maxilofacial. 2021;25(1):31-6.
42. Gualdi-Russo E, Saguto I, Frisoni P, Neri M, Rinaldo N. A espessura do cemento dentário como método de estimativa da idade no contexto forense. Biologia. 2022;11(5) .:784
43. Qin Q, Li Y, Zhou Y. Um método melhorado para a preparação de secções coradas de dentes moídos. Peer J. 2023;11.
44. Patano A, Malcangi G, De Santis M, Morolla R, Settanni V, Piras F, et al. Tratamento conservador de lesões cervicais não cariosas dentárias: uma revisão de escopo. Biomedicines. 2023;11(6):1530
45. Worthington H, Clarkson J, Davies R. Extração de dentes ao longo de 5 anos em adultos que frequentam regularmente a clínica. Journal of Community dentistry and oral epidemiology. 1999;27(3):187-94.
46. Adhikari BR, Shakya M, Poudel P, Rijal AH, Lamichhane S, Mahanta SK, , Upadhyay C, Humagain M. Junção cemento-esmalte: caraterização morfológica na população nepalesa. J Nepal Soc Perio Oral Implantol2023;7(2):50-4.
47. Bocutog O, Yakan B. Deslocação coronal do cemento: correlação entre a idade e o movimento coronal do cemento em dentes impactados. Australian Dental Journal1997;42(3):185-8.
48. Nanci A. Histologia oral de Tencate. 9th ed. Amsterdam: Elsevier Health Sciences. 2017.
49. Koulaouzidou E, Lambrianidis T, Beltes P, Lyroudia K, Papadopoulos C. Papel da junção cemento-esmalte na penetração radicular do peróxido de hidrogénio a 30% durante o branqueamento intracoronal in vitro. Endodontia e traumatologia dentária. 1996;12(3):146-50.

50. Berkovitz BK, Holland GR, Moxham BJ. Oral anatomy, histology and embryology (Anatomia oral, histologia e embriologia). 5 th ed. Nova Iorque. Elsevier Inc. Divisão de Ciências da Saúde. 2017.

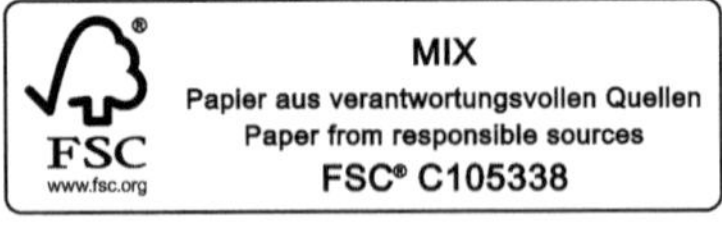

Printed by Books on Demand GmbH, Norderstedt / Germany